Margarete Hermanns

Fußreflexzonentherapie

Margarete Hermanns

Fußreflexzonentherapie

Foitzick Verlag, Augsburg

Wichtiger Hinweis. Die Autorin hat große Sorgfalt auf die (therapeutischen) Angaben verwendet. Dennoch entbindet dies den Anwender dieses Werkes nicht von der eigenen Verantwortung. Weder die Autorin noch der Verlag können für eventuelle Nachteile und Schäden eine Haftung übernehmen, die aus den im Buch gemachten Hinweisen resultieren.

Bibliografische Information der Deutschen Nationalbibliothek

Die Deutsche Nationalbibliothek verzeichnet diese Publikation in der Deutschen Nationalbibliografie; detaillierte bibliografische Daten sind im Internet abrufbar - über <http://portal.d-nb.de>.

www.foitzick-verlag.de

Zuschriften an den Verlag an: info@foitzick-verlag.de

Lektorat: Dr. Inge Ziegler, München
Layout und Satz: Prinz 5 GmbH, Augsburg
Herstellung: Gabi Goldschmid, Prinz 5 GmbH, Augsburg
Druck und Bindung: Buchproduktion Thomas Ebertin, Uhldingen/Bodensee

Titelabbildung: © jahmaica - Fotolia.com
Fotos: siehe Bildnachweis S. 220

ISBN 978-3-929338-71-3

Inhalt

Vorwort 11

Danksagung 12

Einführung 15

Allgemein 16

Geschichtliches 16

Therapeutisches Prinzip 18

Organsprache 22

Elemente 23

Anatomische Grundlagen 24

Hinweise für die Praxis 25

Berechtigung zur Fußreflexzonentherapie 26

Abrechnung 26

Hilfsmittel 30

Untersuchung 33

Vorbereitung von Patient und Therapeut 34

Anamnese 35

Konstitution und Kondition 36

Untersuchung der Füße 39

Sichtbefund 40

Tastbefund 41

Behandlungsleitlinien 43

Dauer der Behandlung 44

Häufigkeit 44

Mögliche Reaktionen 45

Altersbegrenzung 47

Eigenbehandlung 47

Relative Kontraindikationen 48

Schwangerschaft 48

Gefäßerkrankungen 49

Mykosen 50

Offene Wunden 50
Amputation 51
Schwerste Erkrankungen 52
Absolute Kontraindikationen 52
Sudeck-Syndrom 52
Entzündungen im Venen- und Lymphsystem 52
Eingeschlossene Fremdkörper 53
Risikoschwangerschaft 53

Behandlung 55

Massagegriff »Raupengang« 56
Tonisierung und Sedierung 57
Erste-Hilfe-Griff 58
Reihenfolge bei der Behandlung 58
Vorbereitung 59
Knochen-Skelett-Zone 63
Behandlungsschritte 63
Reflexzonen 64
Lockerungsgriff »Wirbelschwinge« 67
Atmungsorgane, Herz, Zwerchfell, Solar plexus, Schilddrüse 67
Behandlungsschritte 68
Reflexzonen 69
Lockerungsgriff »Lungenpresse« 71
Verdauungstrakt 72
Behandlungsschritte 72
Reflexzonen 74
Urogenitaltrakt 77
Behandlungsschritte 78
Reflexzonen 78
Lockerungsgriff »Knöchelhaken« 79
Lymphatische Organe 82
Behandlungsschritte 82
Reflexzonen 83
Innersekretorisches System 86
Behandlungsschritte 86
Reflexzonen 87

Kopfzonen 88
Behandlungsschritte 89
Reflexzonen 89
Lockerungsgriff »Fußausstreichungen« 91

Elementenlehre **93**

Energetisches Grundpotential 94
Elemente am Fuß 95

Erdelement am Fuß **97**

Knochenskelett 98
Rektum und After 99
Harnblase 99
Ovarien, Tuben und Uterus 100
Hoden und Prostata 101
Allgemeine Zeichen am Fuß 102
Erddominanter Mensch 103
Erkrankungstendenzen 105
Therapie 105
Biochemie 106
Phytotherapie 109
Lebensführung 109

Wasserelement am Fuß **111**

Magen 112
Darm 113
Leber 114
Gallenblase 114
Bauchspeicheldrüse 115
Milz 115
Nieren 116
Nebennieren 117
Allgemeine Zeichen am Fuß 117
Angst 118
Reizbarkeit 118
Zorn- und Schuldgefühle 119

Panik . . . 119
Frust . . . 120
Wasserdominanter Mensch . . . 120
Erkrankungstendenzen . . . 121
Therapie . . . 122
Biochemie . . . 122
Phytotherapie . . . 124
Lebensführung . . . 125

Feuerelement am Fuß **127**

Muskulatur . . . 128
Herz . . . 129
Lunge . . . 130
Schilddrüse . . . 131
Allgemeine Zeichen am Fuß . . . 132
Feuerdominanter Mensch . . . 132
Erkrankungstendenzen . . . 134
Therapie . . . 134
Biochemie . . . 134
Phytotherapie . . . 136
Lebensführung . . . 137

Luftelement am Fuß **139**

Gehirn . . . 140
Hypothalamus . . . 142
Hypophyse . . . 143
Augen . . . 143
Ohren . . . 144
Nase . . . 145
Mund, Kiefer, Lippen . . . 145
Hals, Kehlkopf . . . 147
Haut . . . 148
Allgemeine Zeichen am Fuß . . . 149
Luftdominanter Mensch . . . 149
Erkrankungstendenzen . . . 150
Therapie . . . 151

Biochemie . . . 151
Phytotherapie . . . 154
Lebensführung . . . 155

Beziehung der Elemente untereinander 157

Wasser in Erde . . . 158
Feuer in Erde . . . 158
Luft in Erde . . . 159
Übergang vom Erd- zum Wasserelement . . . 159
Erde in Wasser . . . 160
Feuer in Wasser . . . 161
Luft in Wasser . . . 161
Übergang vom Wasser- zum Feuerelement . . . 162
Erde in Feuer . . . 162
Wasser in Feuer . . . 163
Luft in Feuer . . . 164
Übergang vom Feuer- zum Luftelement . . . 164
Erde in Luft . . . 165
Wasser in Luft . . . 165
Feuer in Luft . . . 166
Der ausgewogene Fuß . . . 166
Elemente im Bereich der Zehen . . . 168

Übergänge zwischen den Lebensabschnitten 175

Vier Hauptphasen des Lebens . . . 178

Indikationstabelle 181

Kombinationstherapien 191

Farbpunktur nach Peter Mandel . . . 192
Zuordnung der Farben zu den Meridianen und Organen . . . 194
Gallenblasenpunkt . . . 194
Milzpunkt . . . 194
Obere Lymphwege . . . 194
Lymphzonen des Fußes . . . 195
Farbpunktur über dem Punkt MP 2 . . . 195

Farbpunktur über dem Punkt MP 4 195
Farbpunktur der Appendix-Zone 195
Farbpunktur der Genital-Zone 196
Farbpunktur der Hypophyse 196
Chiu Chan Fußmeridianmassage 196
Fußakupunktur 198
Licht und Farbe 202
Öle 202
Erde 203
Farben und ihre Wirkungen 205
Wasser 206
Feuer 206
Luft 206

Fallbeispiele 207

Zwei Monate altes Mädchen mit Stuhlverhalt 208
Zehnjährige mit Konzentrationsschwierigkeiten 208
Tinnitus und Schlafstörungen 209
Infektanfälligkeit und Migräne 210
Rezidivierende Blasenentzündungen 211
Hodenhochstand bei einem Einjährigen 212
Vergesslichkeit bei einem 71-Jährigen 212
Multiple Sklerose 213
Neurodermitis und Asthma bei einer 21-Jährigen 213
Klumpfüße bei einer 26-Jährigen 214

Anhang 215

Literaturverzeichnis 216
Abbildungsverzeichnis 220
Index 221

Vorwort

Schon während meiner Heilpraktikerausbildung an der Berufsfachschule für Naturheilweisen Josef-Angerer in München wurde ich durch einen Mitschüler und Kollegen aus Wien in die Prinzipien der Reflexzonenarbeit am Fuß nach Hanne Marquardt eingeführt. Dieses Thema sollte mich nicht mehr loslassen. Nach weiteren Fortbildungen ist die Fußreflexzonentherapie seit Eröffnung meiner Naturheilpraxis im Jahr 1986 ein Schwerpunkt meiner therapeutischen Arbeit. Seit 1990 unterrichte ich dieses Fach an meiner ehemaligen Schule in Theorie und Praxis. Das Interesse und das Hinterfragen der Schüler haben mir in all den Jahren sehr geholfen, mich, meine Handlungen und meine Gedankengänge immer wieder neu zu überdenken. An dieser Stelle möchte ich ihnen einmal dafür danken. Eine persönliche, tiefgreifende Erfahrung mit dem Thema »Füße« machte ich, als mein Sohn Markus 1985 mit zwei angeborenen Klumpfüßen diese Erde betrat. In der Fachsprache nennt man diese Erkrankung »Pes equinovarus congenitus«. Der freundliche Orthopäde, der die Füßchen meines Sohnes schon drei Stunden nach dessen Geburt eingipste, nannte sie »mutterschonend« Kletterfüßchen. Und so sahen sie auch aus: Die Zehen zeigten in den Himmel, nur eine winzige Ferse zollte von Bodenhaftung. Nach einer Operation im Bereich der Achillessehne und drei Jahren konsequentester Krankengymnastik - manchmal hart für Mutter und Sohn - hatten wir es gemeinsam geschafft. Markus hatte gelernt, der Erde zu vertrauen, und ich hatte in Demut an meinem Sohn lernen dürfen, dass Füße viel mehr sind, als die Anhäufung vieler Organreflexzonen auf kleinstem Raum. Ich danke ihm für seine Geduld.

Mit diesem Buch möchte ich die verschiedenen naturheilkundlichen Aspekte, die für die Füße eines Menschen in seiner Ganzheit aussagekräftig sind, verständlich übermitteln und so weiteren Therapeuten den Zugang zu dieser wunderbaren Behandlung erleichtern.

München, im März 2012

Margarete Hermanns

Danksagung

Als mich vor ungefähr neun Jahren Herr Andreas Beutel vom Foitzick Verlag überzeugte, mein Unterrichtsskript als Buch zu schreiben, wusste ich nicht, was dies bedeuten würde. Ungefähr ein Jahr nach Schreibbeginn stürzte mein Computersystem ab. Ich hatte keine externe Sicherungskopie angelegt. Auch so etwas will erst einmal gelernt sein. In der darauffolgenden Zeit habe ich mich oft gefragt, ob ich als Autorin überhaupt geeignet bin und die Veröffentlichung eines Buches auf mich nehmen möchte. Es war die ansteckende Begeisterungsfähigkeit von Andreas Beutel, die mir den Mut gab, wieder neu mit dem Schreiben zu beginnen. Für seinen Glauben an mich und mein Buch danke ich ihm sehr.

Was wäre ein Buch ohne Lektorin? Ein Wirrwarr an grammatikalischen Fehlern und ein loses Aneinanderreihen von Sätzen. Frau Dr. Inge Ziegler hat es immer wieder verstanden, meine wildfließenden Worte in lesefreundliche Zeilen zu fassen und sie um wichtige Resultate ihrer Recherche zu ergänzen. Ich danke ihr für ihre unermüdliche Art, in der sie immer Geduld und Zeit für mich und meine schriftstellerischen Nöte fand. Mir werden unsere gemeinsamen »wortreichen« Stunden fehlen.

Alle sieben Jahre durchlaufen wir eine prägende Wandlung und gute sieben Jahre hat es gedauert, bis eine Idee nun Wirklichkeit geworden ist. Ohne ein liebevolles, verständnisvolles Netzwerk wäre es nur eine Idee, ein Traum geblieben. Darum gilt mein Dank besonders:

Katja, die als Therapeutin in mein Leben kam, als ich in dieser Zeit selber auf die Füße gestellt werden musste, und die als Freundin blieb,

Katrin, die mir in Gesprächen und Yogastunden half, meine eigene Mitte zu bewahren,

Maria, ohne die ich oft so etwas Elementares, wie Essen und Trinken oder Pausen einzulegen, vergessen hätte,

Markus, der nach dem ersten Desaster immer wieder meinen Computer und meine Skripte rettete,

Selma, die mir ihre Augen und Fachkompetenz lieh, als ich mich beim Korrekturlesen müde und strukturlos fühlte,

Sohn Markus, der mich in seiner ruhigen und besonnenen Art in stressigen Zeiten »erdete« und ermutigte.

Und zudem ein herzliches Dankeschön all jenen Menschen, die mich durch ein freundliches Wort, positive Gedanken oder eine liebevolle Berührung in meinem Tun unterstützen.

Margarete Hermanns

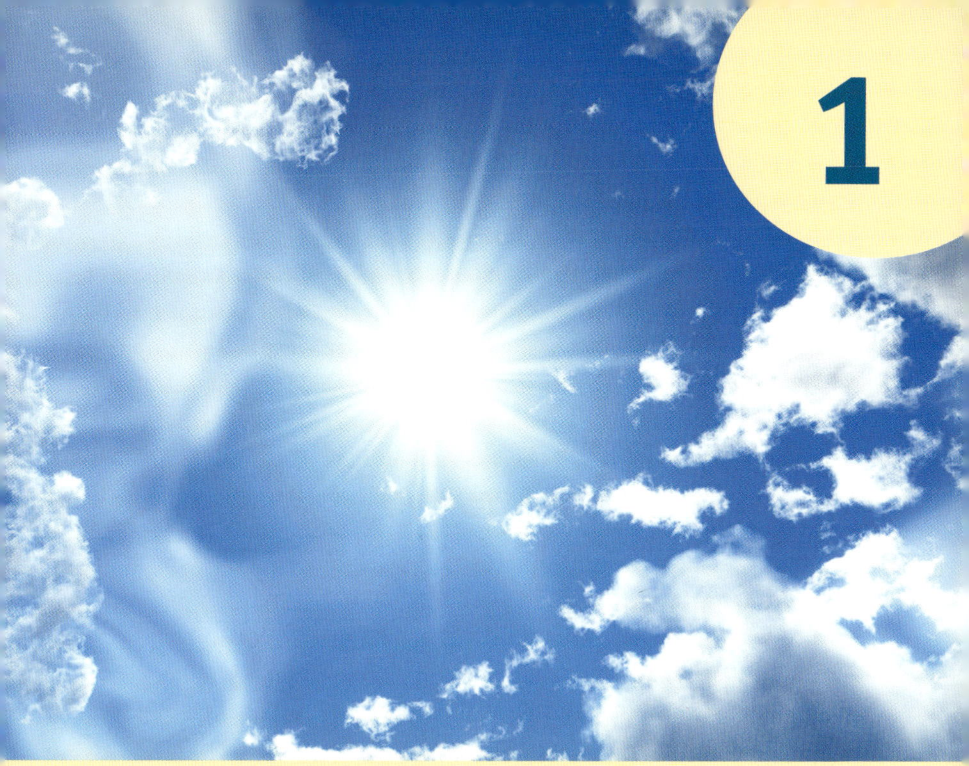

1

Einführung

Allgemein 16
Geschichtliches 16
Therapeutisches Prinzip 18
Organsprache 22
Elemente 23
Anatomische Grundlagen 24

Allgemein

Die Fußreflexzonentherapie zählt in Deutschland wohl zu den bekanntesten Verfahren der Naturheilkunde; wissenschaftlich anerkannt ist sie aber nicht. Im Gegenteil: Die Fußreflexzonentherapie geriet eine Weile in Verruf, weil sie scheinbar völlig unbedenklich in der Anwendung und somit für jedermann therapeutisch einsetzbar ist. Diese Sichtweise wird der Fußreflexzonentherapie jedoch nicht gerecht. Wie tief der gesamte Mensch über die Behandlung seiner Füße beeinflusst werden kann, soll dieses Buch zeigen.

Geschichtliches

Wie aus alten Überlieferungen hervorgeht, war die Reflexzonenmassage bereits vor rund 5.000 Jahren in China bekannt. Schon damals korrigierte man durch gezielten Druck auf bestimmte Punkte den Energiefluss im Körper. Auch die alten Ägypter scheinen eine Art Reflexzonenmassage an Händen und Füßen gekannt zu haben, wie ein Wandgemälde in Sakkara, südlich von Kairo, aus dem Jahr 2330 v. Chr. zeigt. Die Bildinschrift auf der Darstellung lautet sinngemäß: »Handle so, dass es meinem Wohlergehen förderlich sei, und trachte danach, mir keinen Schmerz zuzufügen«.

Nicht nur die Chinesen und Ägypter kannten diese Form der Therapie, auch die Medizinmänner der Indianer wendeten den heilenden Druck auf bestimmte Fußpunkte an. Ihr Wissen wurde Jahrhunderte lang mündlich weitergegeben und wird zum Teil noch heute in den Reservaten zur Schmerzlinderung angewandt. Allerdings geriet diese Methode ansonsten weitgehend in Vergessenheit. Vermutlich haben sich aus den gleichen Wurzeln das Ya-Ya, eine Art »Kneiftherapie«, die Akupressur, das Shiatsu und nicht zuletzt die Akupunktur entwickelt. Es war schließlich der amerikanische HNO-Arzt Dr. med. William Fitzgerald, der um 1913 begann, dieses Verfahren unter der Bezeichnung »Zone Therapy« in den Vereinigten Staaten und später auch in Europa als Möglichkeit der organfernen Behandlung durch Druckpunkte für praktische Ärzte, Zahnärzte, Gynäkologen, HNO-Ärzte und Chiropraktiker bekannt zu machen.

Etwa zur gleichen Zeit arbeiteten die amerikanischen Ärzte Dr. George Starr White und Dr. Joe Riley auf dem gleichen Gebiet und machten diese Methode in den Vereinigten Staaten bekannter als irgendeine andere manuelle Therapie. Eine Schülerin von Dr. Riley war die Masseurin Eunice Ingham. Sie trug wesentlich zur Verbreitung der Reflexzonentherapie bei, indem sie durch die Vereinigten Staaten reiste, Seminare abhielt und Therapeuten ausbildete. In Deutschland war es vor allem die Heilpraktikerin Hanne Marquardt, die sich intensiv mit der Fußreflexzonentherapie beschäftigte, die bisherigen Erkenntnisse systematisierte und um ihre jahrelange Praxiserfahrung bereicherte. In der Neuzeit bekommt die Behandlung über die Fußreflexzonenpunkte Zuspruch durch verschiedene Studien: 2006 konnte im Rahmen einer Doktorarbeit am Kompetenzzentrum Naturheilverfahren des Universitätsklinikums Jena gezeigt werden, dass die fachgerechte Behandlung der korrespondierenden Fußreflexzonen Schmerzen und Funktionsbeeinträchtigungen bei moderater Kniearthrose lindern kann.

Hierzu wurde bei 30 Patienten mit einer mittelschweren Kniegelenksarthrose der Einfluss der Fußreflexzonentherapie auf das Schmerzempfinden und die Beweglichkeit des erkrankten Gelenks untersucht. Die Patienten wurden über sechs Wochen zweimal wöchentlich an den dem Kniegelenk assoziierten Fußreflexzonen therapeutisch massiert. Beweglichkeit und Schmerzen konnten durch die Fußreflexzonentherapie deutlich verbessert werden: Die Schmerzintensität ging um mehr als zwei Drittel zurück und die Beweglichkeit (Beugung) des Kniegelenks konnte um 12 Grad verbessert werden. Sowohl der Belastungsschmerz als auch der Anlaufschmerz gingen signifikant zurück. Der Ruheschmerz verschwand sogar völlig. 92 % der Patienten gaben eine Besserung ihres Zustandes an.

2001 berichtete die Zeitschrift »Psychologie heute«, dass mehrere neue Studien, unter anderem an der Innsbrucker Universitätsklinik für Innere Medizin, neue Erkenntnisse der Wirksamkeit dieser Methode zu belegen scheinen. So erhielten gesunde Erwachsene eine Fußmassage an genau der Stelle, die gemäß der Reflexzonentherapie den Nieren zugeordnet ist. Eine Kontrollgruppe wurde ebenfalls am Fuß massiert, jedoch nicht im »Nierenbereich«. Während und nach der Massage erfassten die Mediziner mittels einer Dopplersonographie den Blutdurchfluss an den Arterien der rechten Niere. Die Ergebnisse sprechen für sich: Während sich in den Nierenarterien der im »Nierenbereich« massierten Probanden ein verbesserter Blutfluss zeigte, kam es bei den nicht im »Nierenbereich« massierten Testpersonen zu keinerlei Änderung der Nierendurchblutung.

Aus einer Studie an der Universität in Ost-Carolina, USA, geht hervor, dass die Fußreflexzonentherapie auch die Psyche der Behandelten positiv beeinflussen kann. Die Mediziner berichteten, dass eine Fußreflexzonentherapie die Ängste von Krebspatienten nachweislich gelindert habe.

Therapeutisches Prinzip

Unter Reflexen versteht man laut Pschyrembel die »unwillkürlichen und regelhaft ablaufenden Vorgänge als physiologische Reaktion eines Erfolgsorgans auf einen adäquaten Reiz«. Unter Fußreflexzonentherapie ist jedoch die manuelle Behandlung bestimmter Areale an den Füßen, den sogenannten reflektierenden Zonen (»das Ganze im Teil«), zu verstehen, die mit anderen Körperregionen über den Energiefluss in Beziehung stehen, für die aber keine Wirkung auf das bislang bekannte Nervensystems nachgewiesen werden kann.

Wie in der Traditionellen Chinesischen Medizin gelehrt wird, ist die Energie das Charakteristikum eines lebenden Organismus. Ist die Lebensenergie eines Menschen ausgewogen, so ist er in Harmonie und gesund. Ist die Lebensenergie in bestimmten Bereichen blockiert, so entsteht eine Disharmonie, die, wenn sie zu lange andauert, zur Krankheit führt. Dieses Gedankengut ist auf die Fußreflexzonentherapie zu übertragen. Als Ordnungs- oder Regulationstherapie unterstützt sie die Regenerationskraft des Patienten und

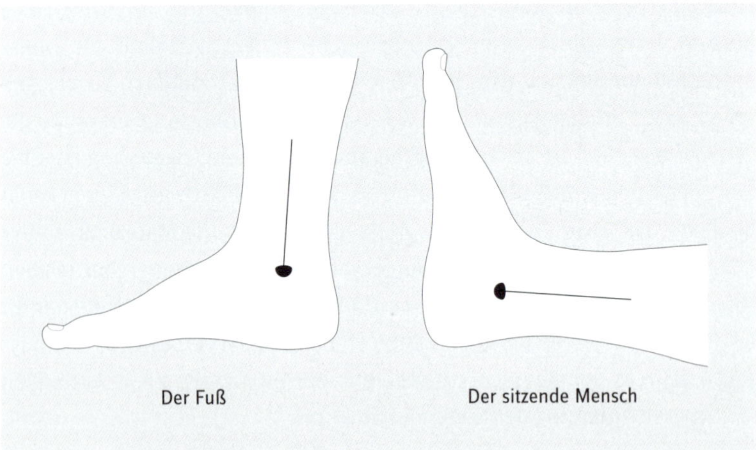

Abb. 1: Repräsentation des sitzenden Menschen im Fuß

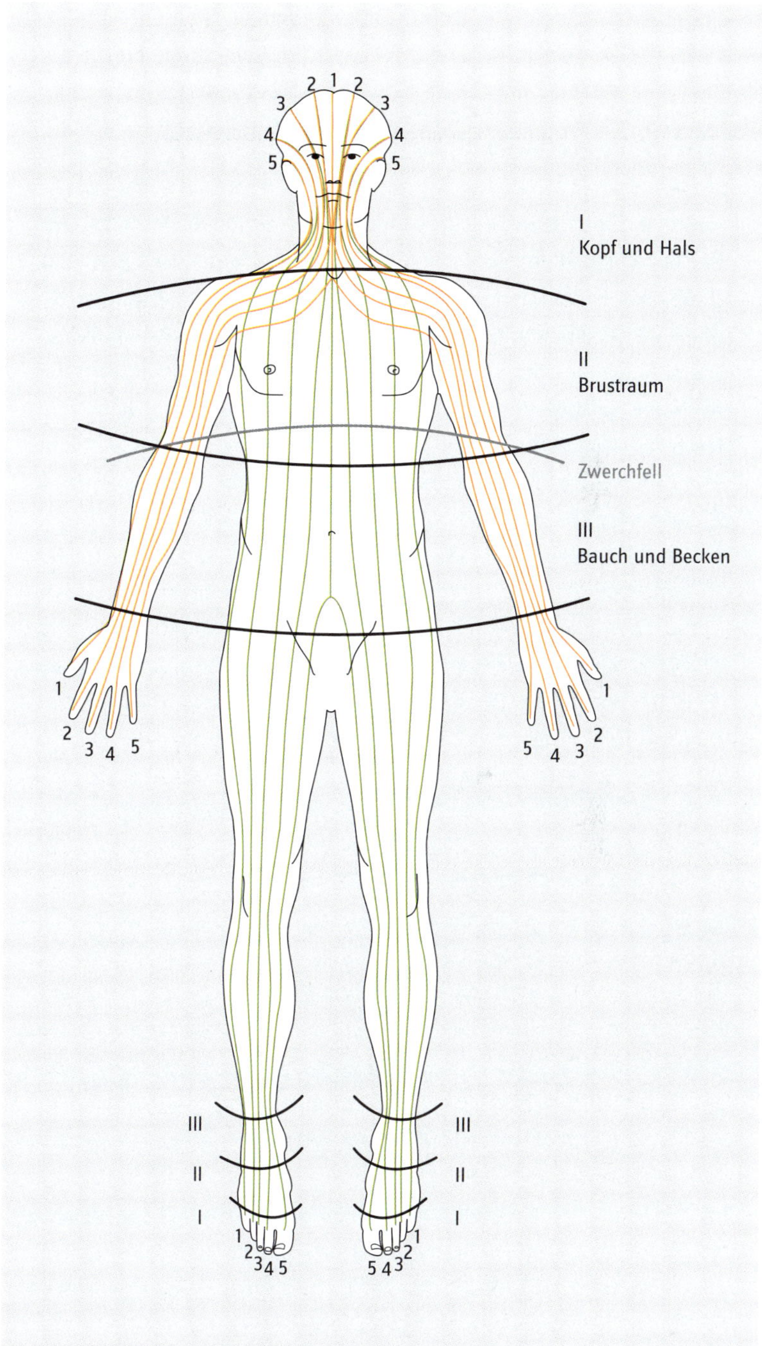

Abb. 2: Körperzonen nach Fitzgerald

arbeitet nicht am Symptom. Dem geübten Praktiker dient die Fußreflexzonenlehre auch zur schnellen und differenzierten Befunderhebung. Sie befähigt ihn, den Patienten in seiner Ganzheit zu erfassen und therapeutisch zu unterstützen. Zur Prophylaxe gibt es kaum eine dankbarere Methode als die Fußreflexzonentherapie.

Die Fußreflexzonentherapie geht von folgenden Grundvorstellungen aus:

- Der Fuß spiegelt den Menschen in Sitzposition wider. Legt man den Unterschenkel auf den Boden und streckt den Fuß in Flexion nach oben, so entspricht dies in der Grundform dem sitzenden Menschen. Dabei findet sich der Kopf im Bereich der Zehen, der Rücken im Bereich der Fußsohle und das Becken im Bereich der Ferse wieder.
- Nach Dr. Fitzgerald kann der Körper des Menschen in zehn vertikale und drei horizontale Körperzonen eingeteilt werden. Die zehn vertika-

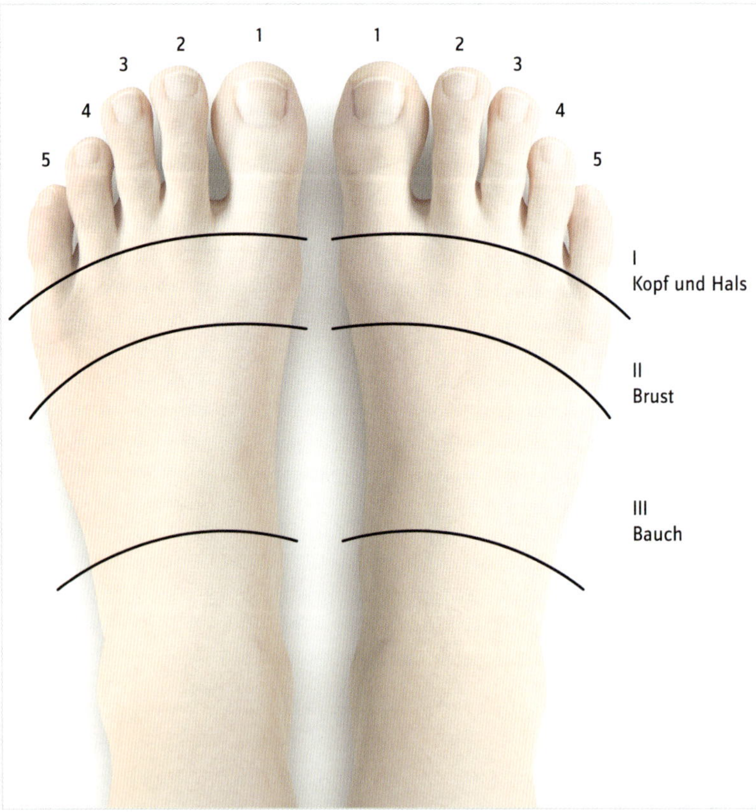

Abb. 3: Körperzonen am Fuß nach Hermanns

len Körperzonen stellen senkrechte, gleichmäßig angeordnete Felder durch alle Organe dar, vom Kopf bis zu den Händen und Fingern, durch den Rumpf bis zu den Füßen und Zehen. Die drei horizontalen Körperzonen liegen in drei markanten anatomischen Bereichen: die erste im Bereich des Schultergürtels, die zweite im Bereich des unteren Rippenrandes bzw. der Gürtellinie, die dritte im Bereich des Beckenbodens. Für die Arbeit an den Reflexzonen ist diese Einteilung eine praktische anatomisch-topographische Hilfe, ähnlich wie die Einteilung der Erdkugel in Längen- und Breitengrade.

- Nach Dr. Fitzgerald ist die Zoneneinteilung als Rasterbild auf die Füße übertragbar. Die senkrechten Körperzonen durchziehen die Füße als Rasterbild von der Ferse bis zu den Zehen. Dabei bezeichnet er zum Beispiel als Körperzone 1 alle Bereiche, die sich an den Innenseiten der Füße bis zu den Großzehen rechts und links befinden, und als Körperzone 5 alle Bereiche, die an den Außenkanten der Füße bis zu den kleinen Zehen liegen. Die erste querverlaufende Körperzone durchzieht die Füße als Rasterbild im Bereich aller Zehengrundgelenke; alles was darüber ist, ist dem Bereich für die Kopf- und Halsorgane zuzuordnen. Die zweite querverlaufende Körperzone durchzieht die Füße als Rasterbild unterhalb der Mittelfußknochen (Lisfranc-Gelenklinie).
- Abweichend von dieser Einteilung der Querzonen bevorzugt die Autorin eine Verschiebung der zweiten Querlinie nach oben, so dass sie am Körper der Zwerchfelllinie entspricht. Am Fuß verläuft die zweite Querlinie entsprechend unterhalb des Großzehenballens bis ein Stück unterhalb des Kleinzehenballens. Diese Einteilung hat den Vorteil, dass Atem- und Verdauungsorgane jeweils in einer Querzone liegen. Alles was über der zweiten Querlinie liegt, ist dem Bereich der Atmungsorgane und des Herzens zuzuordnen. Alles darunter gehört zum Bereich der Verdauungsorgane und des Urogenitaltraktes. Diese Einteilung ist für das organbezogene Arbeiten am Fuß von Vorteil. Zudem spiegelt sie besser die Abgrenzung der Elemente am Körper bzw. Fuß zueinander wider (→ S. 96).
- Zu einer Fußreflexzonenmassage gehören nicht nur die Fußsohlen, sondern der ganze Fuß, von unten und oben, von der Innen- und Außenseite bis eine Handbreit oberhalb der Innen- und Außenknöchel.
- Das Fußpaar wird als Einheit gesehen und nicht als zwei Einzelfüße. Das heißt Organe, die wie die Nieren paarig vorkommen, haben ihre Reflexzonen an beiden Füßen, ebenso Organe, die wie die Wirbelsäule

ihre anatomische Lage in der Körpermitte haben. Einzeln vorkommende Organe wie die Milz haben ihre Reflexzone am entsprechenden Fuß.

- Einer der wichtigsten Grundsätze der Reflexzonentherapie besagt, dass der rechte Fuß die rechte Körperhälfte und der linke Fuß die linke Körperhälfte widerspiegelt. Dieser Grundsatz hat aber eine bedeutende Ausnahme: Im Zentralnervensystem kontrolliert die linke Gehirnhälfte die rechte Körperhälfte und umgekehrt. Daher muss bei Erkrankungen des Gehirns oder des Zentralnervensystems, z. B. bei Schädelhirntraumata, Schlaganfällen oder Lähmungen, die entgegengesetzte Fußreflexzonenseite behandelt werden. Handelt es sich jedoch nicht um einen nervalen Ausfall, sondern lediglich um eine energetische Störung, so tritt der Grundsatz »rechts ist rechts und links ist links« wieder in Kraft.

Organsprache

Wenn Körper, Geist und Psyche eines Menschen in Harmonie miteinander sind, fühlt er sich wohl und ist gesund. Die klinische Medizin hat diese Zusammenhänge lange nicht berücksichtigt. War der Mensch körperlich erkrankt, wurde nur diese Krankheit bzw. ihr Symptom behandelt. Erst langsam setzt sich eine ganzheitliche Betrachtungsweise durch, die den Menschen als Ganzheit von Körper, Seele und Geist sieht. »Wenn der Mund schweigt, redet der Körper« ist die Ansicht von Fachleuten, die sich mit psychosomatischen Erkrankungen auseinandersetzen.

Die Hilferufe der Seele sind die Erkrankungen des Körpers. Das bedeutet, dass in vielen Fällen die Ursachen einer körperlichen Krankheit erkannt werden können, da jedes Organ im menschlichen Körper einem seelischen, gefühlsmäßigen Bereich zuzuordnen ist. Unzählige Sprichwörter der deutschen Sprache belegen dieses Wissen. »Wut im Bauch«, »das verschlägt den Atem«, »sich etwas auf die Schultern laden«, »etwas bricht einem das Herz«, »Gift und Galle spucken« - um nur einige zu nennen.

Elemente

Aus Sicht der Vier-Elemente-Lehre (→ S. 93) sind die elementaren Grundbestandteile der Welt Erde, Wasser, Feuer und Luft. Die Philosophie hat diese Elemente seit alters her gekannt und definiert - die alte chinesische Philosophie ebenso wie der Hinduismus oder die Philosophen der griechischen Antike. Empedokles (490-430 v. Chr.), ein bedeutender griechischer Philosoph und Heilkundiger, lehrte, dass es kein Entstehen und Vergehen, sondern nur Mischung und Entmischung der vier Elemente Feuer, Luft, Wasser und Erde gäbe. Er sprach bei diesen vier Elementen von den vier Wurzeln des Seins und stellte somit die Verbindung von der Erde zum Menschen her.

Auch Dr. Rüdiger Dahlke griff diesen philosophischen Gedanken auf: »Vor allem aus Wasser bestehend, mit Feuer im Herzen und dem Erdelement in den Knochen atmen wir die Luft, die uns und die Erde gleichermaßen einhüllt. Auch die Erde ist zu mehr als zwei Dritteln mit Wasser bedeckt, trägt Feuer in ihrem glühenden Zentrum und die Festigkeit des Erdelements in ihrer insgesamt dünnen Kruste. Mikrokosmos Mensch und Makrokosmos Erde entsprechen sich - innen und außen - gehören zusammen. So ist die Beschäftigung mit den Elementen und ihrer Kraft immer auch Beschäftigung mit sich selbst.«

Anatomische Grundlagen

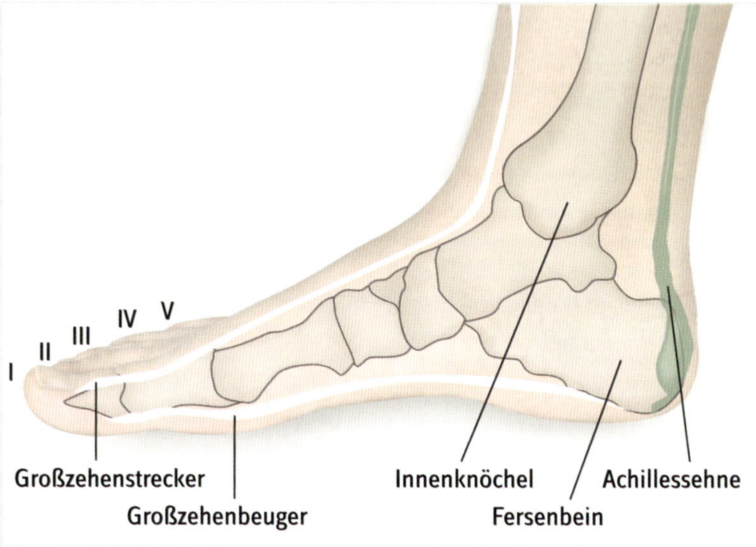

Abb. 4: Anatomische Strukturen am Fuß

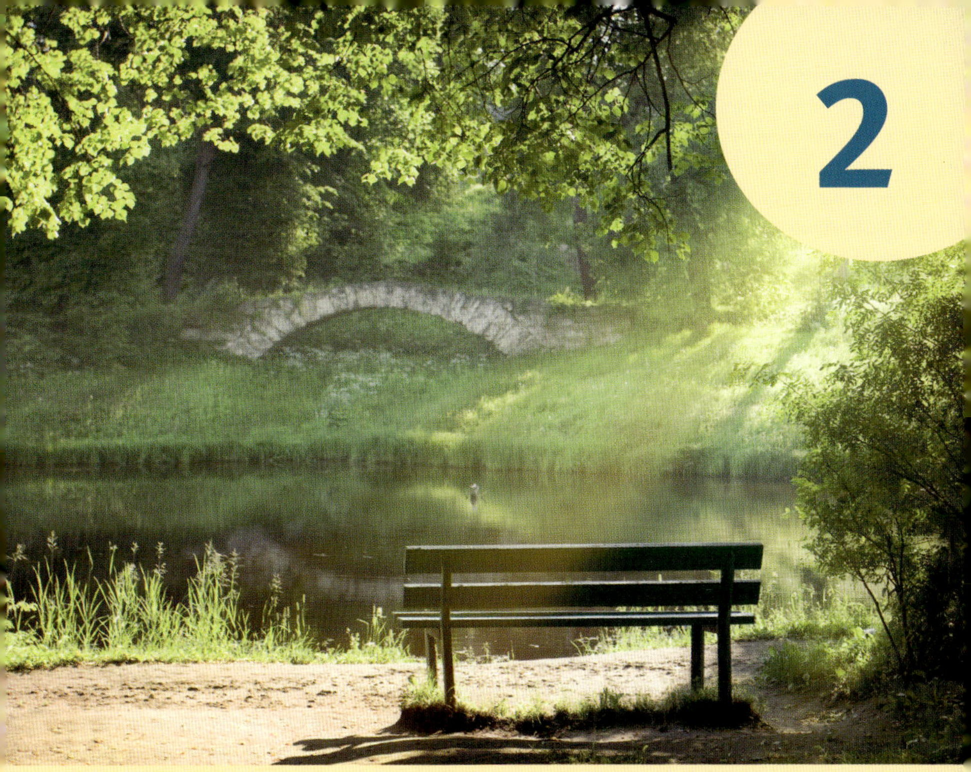

2

Hinweise für die Praxis

Berechtigung zur Fußreflexzonentherapie 26
Abrechnung 26
Hilfsmittel 30

Berechtigung zur Fußreflexzonentherapie

Nach Auskunft des Bundesverbandes des Fachverbandes Deutscher Heilpraktiker e. V. (FDH) darf die Fußreflexzonentherapie, sofern sie der Behandlung oder Diagnostik von Erkrankungen dient, nur von Ärzten und Heilpraktikern ausgeübt werden. Ein entsprechendes Urteil des Oberverwaltungsgerichtes Rheinland-Pfalz, Az: 2 K 149/87 VG Koblenz, liegt bereits vor. Wird die Massage der Füße zur Entspannung oder im Wellnessbereich ohne den Anspruch, Krankheiten zu behandeln, durchgeführt, ist die Massage auch anderen Berufsgruppen erlaubt. Laien dürfen sich selbst oder Verwandten in eigener Verantwortung helfen, sofern die Hilfe unentgeltlich erfolgt.

Abrechnung

Prinzipiell ist der Heilpraktiker völlig frei bei seiner Honorargestaltung. Generell gilt, dass wenn keine schriftliche oder mündliche Honorarvereinbarung getroffen wurde, der Patient davon ausgehen kann, dass sich die Honorarforderung des Heilpraktikers innerhalb des GebüH 1985 bewegt. Leistungen, die nicht im GebüH enthalten sind, bedürfen unbedingt der Vereinbarung, am besten in Schriftform.

Ist der Patient Selbstzahler, so genügt eine Quittung für das Finanzamt, aus der Personalien Behandlungszeitraum und Gesamtbetrag hervorgehen. Es bedarf keiner Angabe der Diagnose. Aus Datenschutzgründen ist es nicht zumutbar, dass weitere Informationen, wie zum Beispiel Grund der Behandlung, Befunde oder Diagnosen, auf einem Beleg zur Vorlage beim Finanzamt stehen. Die Finanzämter unterstellen bei einer Behandlung durch einen legitimierten Behandler, dass eine medizinische Notwendigkeit vorlag. Diese Quittung kann der Patient im Rahmen seiner Steuererklärung nutzbringend einsetzen. Das Finanzamt erkennt Heilpraktikerrechnungen genauso an wie Arztrechnungen.

Anders gestaltet sich die Rechnung zur Vorlage bei einer privaten Krankenversicherung bzw. der Beihilfestelle. Um den Erstattungsanspruch einer Heilpraktikerrechnung überprüfen zu können, benötigen die Sachbearbeiter folgende Angaben: die Versichertendaten, die genaue Diagnose nach den allgemeinen schulmedizinischen Regeln und die einzelnen Leistungsdaten nach dem GebüH.

Damit eine Heilpraktikerliquidation korrekt beurteilt und abgerechnet werden kann, ist es unbedingt erforderlich, sowohl jede einzelne Ziffer nach GebüH, als auch den Leistungstext und den Einzelbetrag eindeutig aus der Rechnung hervorgehen zu lassen. Sehr wichtig für die problemlose Abrechnung mit dem Kostenträger ist, dass die Leistungsziffern zu den Diagnosen passen und ein geeignetes Behandlungskonzept erkennen lassen. Wenn im GebüH keine adäquaten Ziffern zur Verfügung stehen, wird analog berechnet. Die Diagnosen entscheiden über die Erstattung!

Die wichtigsten Ziffern aus dem Gebührenverzeichnis für Heilpraktiker, die für Fußreflexzonentherapie in Frage kommen können, werden im Folgenden aufgeführt.

Abrechnung der Behandlungskosten (nach GebüH 85)

Ziffer	Leistungstext	Entgelt nach GebüH	Erläuterung
1	Eingehende, das gewöhnliche Maß übersteigende Untersuchung	12,27-20,45 €	Diese Ziffer kann nur einmal im Monat - das ist die Definition für den Behandlungsfall - in Rechnung gestellt werden.
5	Beratung, auch mittels Fernsprecher, ggf. einschließlich einer kurzen Untersuchung	8,18-20,45 €	Auch diese Ziffer wird nur einmal pro Behandlungsfall neben einer anderen Leistung erstattet.
20.2	Nervenpunkt- und Spezialmassage	7,67-15,34 €	Eine Erstattung für diese Leistung ist vorgesehen. Die Fußreflexzonentherapie kann unter dieser Ziffer analog abgerechnet werden. Eventuell mit dem Patienten eine Honorarsondervereinbarung abschließen.

Ziffer	Leistungstext	Entgelt nach GebüH	Erläuterung
20.6B	Sondermassage/ Lymphdrainage	10,23-20,45 €	Hier kann unter Umständen - besonders bei Abrechnung eines höheren als üblicherweise erstattungsfähigen Honorars - ein Befähigungsnachweis verlangt werden. Diesen können Therapeuten von den Ausbildungsstätten anfordern.
20.8	Einreibung zu therapeutischen Zwecken in die Haut	5,11-7,67 €	Diese Ziffer ist der Einreibung von perkutanen Medikamentenapplikationen, z. B. die Jonen-Salbe von »Barbara Hembold«, vorbehalten und keinesfalls für Massageöle oder ähnliches vorgesehen. Eine Erstattung durch die Beihilfe ist vorgesehen, bei den Privatkassen ist die Erstattung uneinheitlich.
35.3	Osteopathische Behandlung der Fußgelenke	15,34-25,56 €	Diese Ziffer wird in der Regel erstattet.
36.6	Osteopathische Behandlung einzelner Zehen	15,34-25,56 €	Diese Ziffer wird in der Regel erstattet, wenn man sie nicht für jede einzelne Zehe stellt!
39.1	Einfache oder örtliche Lichtbestrahlung	5,11-7,67 €	Unter dieser Ziffer kann die »Farbpunktur nach Peter Mandel« (→ S. 192) analog abgerechnet werden, was in der Regel anerkannt wird.

Eventuell applizierte Medikamente müssen zuordnungsfähig sein, das heißt, es sollte nach einer gegebenenfalls erbrachten Injektionsleistung, zum Beispiel einer intramuskulären Injektion, das applizierte Präparat genannt werden.

Auch wenn die Fußreflexzonentherapie vergleichsweise selten von Ärzten angeboten wird, sollen hier die wichtigsten Ziffern aus der Gebührenordnung für Ärzte (GOÄ) aufgeführt werden.

Abrechnung der Behandlungskosten (nach GOÄ 1996)

Ziffer	Leistungstext	Punktzahl	Entgelt nach GOÄ	Erläuterung
5	Symptombezogene Untersuchung	80	4,66 €	
7	Vollständige körperliche Untersuchung mindestens eines der Organsysteme	160	9,33 €	hier: Stütz- und Bewegungsorgane
521	Großmassage	65	3,79 €	z. B. beider Füße
523	Massage im extramuskulären Bereich (z. B. Bindegewebsmassage, Periostmassage, manuelle Lymphdrainage)	65	3,79 €	
538	Infrarotbehandlung	40	2,33 €	je Sitzung
846	Übende Verfahren (z. B. autogenes Training) in Einzelbehandlung, Dauer mindestens 20 Minuten	150	8,74 €	
3305	Chiropraktische Wirbelsäulenmobilisierung	37	2,16 €	

Ziffer	Leistungstext	Punktzahl	Entgelt nach GOÄ	Erläuterung
510A	Osteopathische Behandlung mit MET (Muskel-Energie-Technik) an den Extremitäten	70	4,08 €	Analoge GOÄ-Ziffer zur Abrechnung osteopathischer Leistungen. Osteopathische Rechnungen müssen immer mit entsprechenden Diagnosen aus dem Gebiet der Osteopathie versehen sein.

Eventuell kommen weitere analoge GOÄ-Ziffern zur Abrechnung osteopathischer Leistungen in Frage. Der einfache Gebührensatz entspricht dem Produkt aus Punktezahl und 0,0582873 €.

Hilfsmittel

In einer technologisch orientierten Zeit besteht für alle Behandler die starke Versuchung, jede Arbeit zu mechanisieren. Mit Stäbchen, Rollen und allen möglichen anderen Instrumenten hat man nach einem »einfacheren Weg« zur Fußzonentherapie gesucht. Instrumente sind gefühllos und ohne Gefühl lassen sich Druck und Hebelwirkung nicht kontrollieren. Es gibt kein Werkzeug für die Fußreflexzonentherapie, welches die Verantwortung, das Einfühlungsvermögen und die menschliche Zuwendung des Therapeuten ersetzen kann. Es gibt kein einfacheres Instrument als die menschliche Hand. Selbst der Einsatz der Fingerknöchel ist äußerst bedenklich, da man damit genauso viel Schaden anrichten kann wie mit mechanischen Instrumenten.

Einen Menschen berühren bedeutet seit jeher, ihn zu spüren, ihm zu helfen, ihn zu trösten. Massage ist die Kunst der sanften Berührung. Fußreflexzonenmassage ist „Be-hand-lung" im wahrsten Sinne des Wortes. Die Hände sind hierbei Symbol für die menschliche Zuwendung, ein Wechselspiel von Geben und Nehmen.

Wendet ein Therapeut Gleitmittel und/oder mechanische Hilfsmittel zur Fußreflexzonentherapie an, so sagt dies viel darüber aus, wie wenig es dem

Behandelnden um den persönlichen Kontakt mit dem Patienten geht. Dann sollte sich der Patient überlegen, ob er dort tatsächlich in »guten Händen« ist. Cremes, Öle oder Lotionen sind gut geeignet für Massagen, aber nicht für die Fußreflexzonentherapie. Der direkte Kontakt von Haut zu Haut wäre damit unterbrochen. Die einzelnen Reflexpunkte wären nicht mehr genau tastbar, das Wegrutschen des Daumens wäre vorprogrammiert und ein unsicheres Halten des Fußes wäre die Folge. Außerdem kühlt ein eingeölter Fuß bedeutend schneller aus, was vom Patienten als sehr unangenehm empfunden wird. Nach der Massage können die Füße und Unterschenkel selbstverständlich mit Pflegemitteln, z. B. passenden Ölen, einem Hautbalsam, erfrischenden oder beruhigenden Salben sowie Reflexzonensalben, nachbehandelt werden.

Zur Selbstbehandlung werden häufig technische Hilfsmittel wie Schuheinlagen, Rollgeräte, Kugeln oder Matten angeboten, welche Reflexzonen aktivieren sollen. Diese Geräte sind nicht nur recht teuer, es wird damit ein dauernder, in der Stärke nicht steuerbarer Reiz auf den Fuß und somit auf den ganzen Menschen ausgeübt. Daher sind solche Hilfsmittel grundsätzlich abzulehnen. Wie aus dem Arndt-Schulz-Gesetz (»Kleine Reize fördern, große Reize hemmen, größte Reize lähmen.«), einer biologischen Lebensregel, hervorgeht, kann länger andauernde, unkontrollierte Reizanwendung eher schaden, als hilfreich zu sein. Möchte der Patient dennoch zwischen den Behandlungsintervallen etwas für sich tun, kann er folgendes leicht selber bauen oder besorgen: ein Holzkistchen, etwa in der Größe von 40 x 40 cm, mit Kies füllen und täglich - am besten morgens nach dem Aufstehen - darin etwa fünf bis sieben Minuten barfüßig treten. Dadurch werden die Fußreflexzonen massiert, die Durchblutung gefördert, der Kreislauf angeregt und der Patient fühlt sich frischer und aktiver. Ganz deutlich muss aber betont werden, dass das einfühlsame Massieren mit der Hand dadurch nicht ersetzt werden kann.

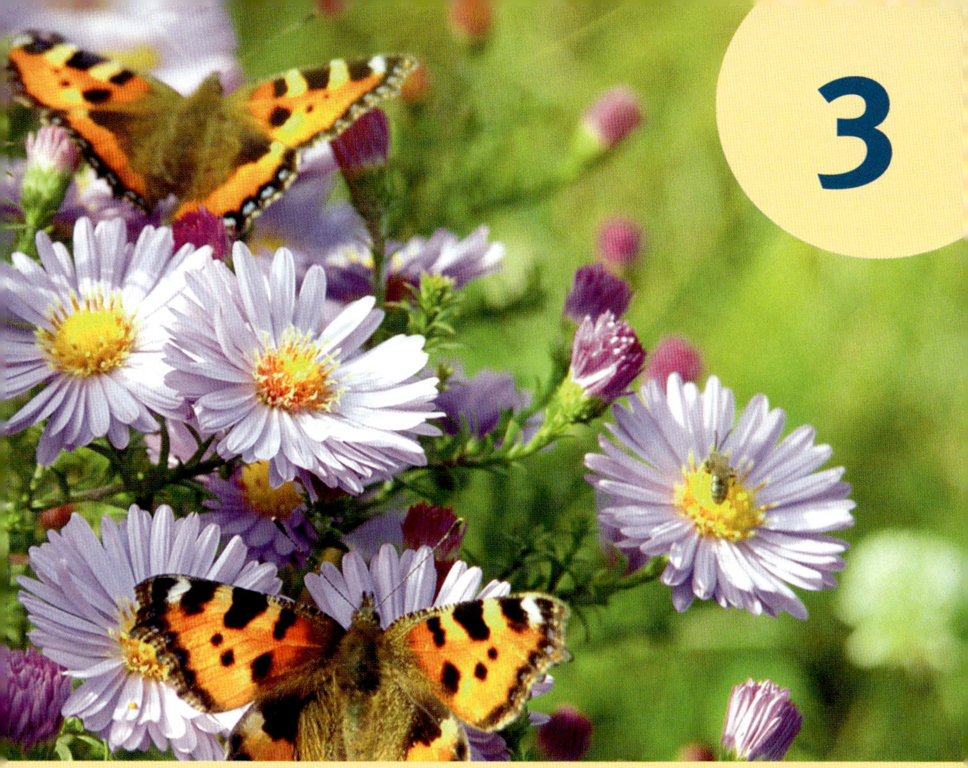

3

Untersuchung

Vorbereitung von Patient und Therapeut ... 34
Anamnese ... 35
Konstitution und Kondition ... 36
Untersuchung der Füße ... 39

Der Patient kommt wegen seiner Beschwerden zum Heilpraktiker und erwartet gleichzeitig auf seine Frage »Was fehlt mir eigentlich?« eine Antwort. Zugleich steht hinter dieser Frage auch die Aufforderung an den Heilpraktiker: »Bitte helfen Sie mir!« Die Diagnose beantwortet die Frage, die Therapie erfüllt die Anforderung. Jede Diagnose ist nur so gut und vollständig, wie die jeweiligen Ergebnisse, die aus Anamnese und Patientenuntersuchung zusammengetragen wurden. Neben der üblichen körperlichen Untersuchung und Anamnese, wie sie Bestandteil jeder allgemeinen klinischen Untersuchung sind, gibt es einige für die Fußreflexzonentherapie wichtige Aspekte, die weiter unten (→ S. 35) beschrieben werden sollen.

Vorbereitung von Patient und Therapeut

Die Fußreflexzonentherapie ist eine sehr intime Behandlung. Indem die Füße untersucht werden, lernt der geübte Therapeut Aspekte des Patienten kennen, die dem Patienten wahrscheinlich selber noch nicht bewusst waren, aber Grundlage der Persönlichkeit sind. Verschiedene Typen von Füßen zeigen die Diskrepanz zwischen dem Gesicht, das ein Patient den anderen nach außen hin zeigt, und dem, was die Füße über seine innere Welt erzählen. Wenn also der Therapeut die Füße des Patienten umfasst, sollte er sich immer vergegenwärtigen, dass er den ganzen Patienten in seinen Händen hält. Es fällt dem Patienten häufig leichter, sich »oben-ohne« zu präsentieren, als seinem Behandler seine Füße ohne Scheu entgegenzuhalten. Dazu muss erst ein Vertrauensverhältnis aufgebaut werden. Darum ist es besser, wenn der Therapeut mit seinem Patienten alleine im Behandlungsraum ist und nicht durch Telefonanrufe oder ähnliches unterbrochen werden kann. Der Raum sollte hell, freundlich, ruhig, gut belüftet und angenehm warm sein, so dass sich der Patient geborgen und gut aufgehoben fühlen kann.

Es ist zu empfehlen, dass der Patient beengende, unbequeme Kleidungsstücke auszieht. Selbstverständlich muss er Schuhe und Strümpfe - auch Seidenstrümpfe - ablegen. Die Massage am liegenden Patienten ist auf alle Fälle vorzuziehen. Dazu wird eine möglichst weiche Massageliege gebraucht, ideal wäre eine mit verstellbarem Kopf- und Fußteil. Das Fußteil ist so einzustellen, dass die Füße des Patienten etwa auf Höhe der Brust des Therapeuten liegen. Wenn der Patient zudem in leicht erhöhter Rückenlage liegt, ist er zum einen im Beckenbereich sehr entspannt und kann zum andern das Behandlungsgeschehen besser verfolgen; er fühlt sich nicht ausgeliefert. Bewährt haben sich außerdem eine Knie- und eventuell eine Nackenrolle oder ein kleines Kissen. Eine wärmende Decke ist besonders in der kühlen Jahreszeit oder bei ängstlichen Patienten willkommen. Wenn der Patient sehr nervös ist, kann es zu erheblichem Ausbruch von Fußschweiß kommen. Mit einem bereitliegenden kleinen Gästehandtuch kann man dem Patienten aus seiner »Peinlichkeit« helfen.

Der Therapeut sitzt am Fußende des Patienten auf einem bequemen Hocker oder kleinen Stuhl. Es ist wichtig, dass der Therapeut entspannt sitzt, denn nur so kann er energetisch positiv auf den Patienten einwirken, ohne selber zu erschöpfen. Beide Füße stehen flach auf dem Boden; das unterstützt die eigene Erdung. Therapeut und Patient haben Blickkontakt, über den sich eine dauernde Beziehung entwickelt. Der Behandelnde kann so jederzeit an der veränderten Mimik des Patienten erkennen, wann der von ihm ausgeübte Druck an die Schmerzgrenze herankommt.

Anamnese

Bei der Anamnese sollte der Therapeut einige Punkte klären, die seine Behandlung direkt beeinflussen können. Fragen nach Bewegungsdrang, Ermüdbarkeit, Schweißneigung usw. helfen, die Konstitution des Patienten zu erfassen. Daneben sollte z. B. nach Frakturen und Operationen im Bereich der Füße gefragt werden. Sind die Frakturen noch nicht allzu lange her, sollte man bei der Fußreflexzonentherapie sehr viel sanfter vorgehen. Operationsnarben dürfen nicht zu früh behandelt werden. Je nach Größe sollten sie frühestens drei bis sechs Monate nach der Operation in die Fußreflexzonentherapie mit eingebunden werden. Auch eine Chemotherapie erfordert ein sanfteres Vorgehen. Häufig leiden Krebspatienten unter Lymphstauungen. Diese können erfahrungsgemäß mit der Fußreflexzonentherapie verbessert werden.

Bei der Behandlung von Füßen mit Krampfadern ist zu berücksichtigen, dass sich die Gefäße nach der Behandlung mehr füllen können.

Bei Patienten mit einem operierten Klumpfuß, der nicht nachbehandelt wurde, ist der Fuß meist relativ starr und instabil. Durch die Fußreflexzonentherapie lösen sich nicht nur Strukturen im Fuß. Der Patient kann auch im übertragenen Sinne instabil werden. Dies gilt es entsprechend zu begleiten und aufzufangen. Ähnlich ist die Situation bei der Charcot-Marie(-Tooth-Hoffmann)-Krankheit. Bei dieser Erbkrankheit treten atrophische Lähmungen im Bereich von Füßen und Unterschenkeln, aber auch Klumpfüße auf. Im Rahmen der Fußreflexzonentherapie lösen sich alte Verklebungen in den Füßen. Das hat Auswirkungen auf alle Organsysteme und die Seele.

Gerade bei der Fußreflexzonentherapie ist die Anamnese nicht mit dem Anfangsgespräch abgeschlossen. Vieles ergibt sich erst bei der weiteren Untersuchung der Füße. Patienten vergessen viel. Selbst wichtige Dinge bleiben daher im Erstgespräch oft unerwähnt. Die Untersuchung der Füße gibt wertvolle Hinweise auf gesundheitliche Störungen, so dass der Behandler gezielt nachfragen kann. Insbesondere die Lage einer Hautveränderung weist auf das betroffen Organ hin. So können beispielsweise eine Verhornung und Einrisse an der Ferse auf einen Diabetes mellitus hinweisen. Bei Nagelveränderungen sollte der Patient nach einem Fokusgeschehen im Kopfbereich gefragt werden. Auch tiefe Narben können zu Organstörungen führen. Hinter feuchtkalten Füßen können Stress oder Probleme mit der Schilddrüse stecken.

Konstitution und Kondition

Krankheiten, zumindest die meisten chronischen, sind keine Zufälligkeiten. Sie sind nach Hippokrates nichts anderes als Äußerungen der »inneren Natur des Menschen«. Sie bevorzugen bestimmte Konstitutionen. Daher sind als Ausgangspunkte der diagnostischen und therapeutischen Überlegungen nicht der Augenblicksbefund und nicht das Laborergebnis zu nehmen; auch der klinische Krankheitsname ist bestenfalls eingeschränkt aussagekräftig. Maßgebend sind vielmehr die konstitutionellen Kriterien im Spielfeld innerer und äußerer Faktoren, die Gesamtpersönlichkeit, ihre physischen und psychischen Reaktionsweisen. Die Natur des Menschen versucht, die Anpassung an die Umweltelemente zu optimieren. Die unterschiedlichen Temperamente – Sanguiniker, Phlegmatiker, Choleriker, Melancholiker –, die durch einen typischen Habitus, unterschiedliche Stoffwechseltendenzen und durch ihre Verhaltensweisen gekennzeichnet sind, verschiedene, temperamentbedingte Reaktionsweisen, das Lebensalter sowie Beschränkungen durch Toleranzgrenzen lassen das Resultat nicht immer ideal ausfallen. Der Kompromiss aus diesem Bemühen ist die menschliche Konstitution. Sie ist abhängig vom Verhältnis Sympathikus zu Parasympathikus. Dieses Verhältnis zeigt sich in der Reaktionsweise des Menschen - unterschieden werden der Sympathikotoniker und der Vagotoniker - und prägt ebenfalls seinen Habitus. Für die Praxis genügt in der Regel die Feststellung einiger Typeneigenschaften zu Beginn einer Behandlungsserie.

Eigenschaften der Konstitutionstypen

(Zusammenstellung nach Birkmeyer, Conrad, Kretschmer, Lampert, Sheldon)

	Sympathikotoniker	Vagotoniker
Feststellung durch Beobachtung und Palpation		
Körperbau	schmal, schlank	untersetzt
Haare	trocken, glanzlos	weich, glänzend
Körperbehaarung	schwach ausgeprägt	gut ausgeprägt
Gesicht	blass, angespannt	durchblutet, weich
Haut	blass, trocken	durchblutet, feucht
Dermographismus (Hautreizung)	gesteigert, »positiver Dermographismus«	verzögert bis aufgehoben, »negativer Dermographismus«
Oberflächenrelief	wenig Unterhautfettgewebe, starke, frühe Faltenbildung	mehr Unterhautfettgewebe, kaum Faltenbildung
Muskulatur	Tonus erhöht	Tonus schwach
Extremitäten	kühl, gespannt	warm, gelöst
Nägel	brüchig	elastisch
Schleimhaut	trocken	feucht
Kreislauf	Pulsfrequenz erhöht, Bluthochdruck	Puls verlangsamt, niedriger Blutdruck
Atmung	Frequenz erhöht	Frequenz erniedrigt
gestörte Hormonregulation	Aggression	Depression

	Sympathikotoniker	Vagotoniker
Feststellung durch Befragung		
Erregbarkeit	stark	schwach
Bewegungsdrang	stark	schwach
Wärmeempfindlichkeit	ja	nein
Kälteempfindlichkeit	nein	ja
Schweißneigung	stark	gering
Ermüdbarkeit	rasch	langsam
Schlafdauer	kurz	lang
Erholungsfähigkeit	rasch	langsam
zerebrale Störung	Denkblockaden	Schwindelgefühl
Behandlungsmodus bei der Fußreflexzonentherapie		
Reizsetzung	schnell, relativ schwach, kurze Zeitintervall	langsam, kräftig, große Zeitintervalle

Für die richtige Dosierung und Intensität der Reflexzonenmassage ist es notwendig, sich durch Befragung und Beobachtung des Patienten einen Überblick über seine momentane Kondition zu verschaffen. Je schlechter die Kondition ist, umso geringer darf die Reizbelastung sein. Dabei sind die therapeutischen Schlussfolgerungen aus der Konstitutionsermittlung als Ausgangswert zu betrachten. Das bedeutet: Hat der Patient eine gute bis sehr gute Kondition, dann gelten die Schlussfolgerungen aus dem Konstitutionstyp unverändert für die Therapie. Ist der Patient in einem mäßigen bis schlechten Allgemeinzustand, dann müssen die Schlussfolgerungen aus dem Konstitutionstyp abgeschwächt werden.

Die Reaktionen auf die Fußreflexzonentherapie können in den Behandlungsintervallen auftreten und werden häufig zwischen der zweiten und sechsten Behandlung wahrgenommen. Sie sind bei korrekter Beachtung der Konstitution und Kondition erwünscht. Dies muss aber dem Patienten nachdrücklich erklärt werden - zumal auch unangenehme Reaktionen möglich sind. Beispielsweise können sich die Farbe oder der Geruch des Urins oder das Durchschlafverhalten ändern. Während dieser Reaktionsphasen sollten keine neuen Reize in Form einer Fußreflexzonentherapie oder einer Kneipptherapie gesetzt werden, denn der Organismus braucht Zeit, um die Reize zu verarbeiten. Sanfte Massagen sind aber förderlich, um diesen begonnenen Reaktivierungsprozess des Körpers zu unterstützen und den Heilungsprozess zu fördern. Eine homöopathische Unterstützung ist ebenfalls möglich.

Trotz aller Vorsichtsmaßnahmen kann es dazu kommen, dass der Patient unerwartete Reaktionen während einer Behandlung zeigt. Dies können z.B. ein plötzlicher Schweißausbruch oder Weinen sein. Diese Reaktionen sind für den Patienten oft sehr unerwartet und sollten entsprechend begleitet werden. Solche Reaktionen sind durchaus normal, können aber auch ein Zeichen dafür sein, dass der Therapeut die Kondition seines Patienten falsch eingeschätzt hat. Als erstes Gebot gilt: als Therapeut selber ruhig bleiben. Die eigene Unruhe würde sich auf den Patienten übertragen und die Überreaktion verstärken. Bei Anzeichen einer Überreaktion genügt es oft, die Massage zu unterbrechen und die Füße des Patienten einfühlend zu umfassen. Das gibt dem Patienten ein Gefühl von Geborgenheit und Sicherheit. Der Eindruck »in guten Händen« zu sein, nimmt ihm Angst vor einer unerwarteten Reaktion. Sanfte Streichungen und Dehnungen sowie gefühlvolle Aktivierung der Fußzonen des Solar plexus (→ S. 67) führen zur Entspannung und allgemeinen Harmonisierung.

Untersuchung der Füße

Die Fußzonendiagnostik ist im Rahmen einer medizinisch-naturheilkundlichen Gesamtuntersuchung als wertvolles Hilfs- und Differenzialdiagnostikum einzuschätzen. Alle von der Norm abweichenden Veränderungen können Ausdruck einer reflektorischen Störung sein. Bei der Beurteilung abnormer Zonen, seien es sichtbare, tastbare oder durch die Reaktion des Patienten erkennbare, ist immer an vier mögliche Ursachen zu denken:

1. augenblickliche funktionelle Überbeanspruchung des zugehörigen Organs; zum Beispiel der Magenzone direkt nach einer reichhaltigen Mahlzeit oder der Leberzone nach Alkoholgenuss,
2. Organbelastungen geringfügigen Grades, sogenannte Vorfeldschäden, die mit der üblichen klinischen Diagnostik noch nicht nachweisbar sind,
3. funktionelle Erkrankungen des zugehörigen Organs, zum Beispiel Verdauungsstörungen durch eine Leberschwäche,
4. organische Erkrankungen des zugehörigen Organs, zum Beispiel eine chronische Bronchitis.

Sichtbefund

Das Knochengerüst des Fußes ist als tragender Teil des ganzen Menschen von großer Bedeutung. Es besteht eine Wechselwirkung zwischen der Fehlstellung des Knochengerüstes des Fußes und einer reflektorischen Organbelastung. So kann beispielsweise ein durchgetretenes Quergewölbe am Fuß reflektorische Auswirkungen auf den Schultergürtel, die Atmungsorgane und das Herz, sogar auf die Leber, Galle und Milz haben. Senk- und Plattfüße beeinflussen die gesamte Wirbelsäule und den Darm.

Der Hallux valgus, darunter versteht man die Abknickung der Großzehe im Großzehengrundgelenk nach der Kleinzehenseite hin und die scheinbare Vergrößerung des Großzehenballens, beeinträchtigt die Halswirbelsäule, die Schilddrüse und das Herz. Bei Hammerzehen finden sich Beschwerden in den Kopforganen, den Zähnen und den Nasennebenhöhlen. Veränderte Zehennägel weisen auf Kopfbelastungen hin, wie zum Beispiel Augen-, Ohren-, Kopfschmerzen, Zahnherde oder zunehmende Senilität. Durchgetretene Keilbeine deuten auf Probleme im Darmbereich hin.

Im Bereich der Knöchel, der Achillessehnen, am Fußrücken und entlang der Zehengrundgelenke findet sich häufig eine veränderte Beschaffenheit des Gewebes in Form von lymphatischen oder ödematösen Verquellungen. Sie spricht für Stauungen im Bereich der Becken- oder oberen Brustorgane. Diese können venöser, arterieller, lymphatischer, nervaler oder hormoneller Art sein.

In der Regel wird kein anderer Körperteil so vernachlässigt wie die Füße. Daher ist die Hautbeschaffenheit eine der wichtigsten Informationsquellen beim Sichtbefund. So können Verhornungen, Risse, Bläschen, Einkerbungen, Warzen, Hühneraugen, Mykosen, Pigmente und Rötungen sichtbar sein. Für die Therapie ist es jedoch primär nicht so bedeutend, welcher Art die Hautveränderungen sind, sondern in welcher Zone sie sich positionieren. Sie sind äußere Zeichen innerer Blockaden.

Alexander Lowen schreibt in seinem Buch über Bioenergetik, dass der Mensch die Summe seiner Lebenserfahrungen ist. Jede einzelne Lebenserfahrung ist in seiner Persönlichkeit gespeichert und in den Körper und seine Haltung eingefügt. Darum ist es wichtig, die Füße mit dem äußeren Erscheinungsbild des Patienten zu vergleichen. Unterschiede zwischen den Füßen und dem übrigen Körper zeigen viel über die Haltung des Patienten zu sich selbst. Gelegentlich sehen Füße deutlich jünger aus, als der dazugehörige Körper. Dies kann bedeuten, dass bis dahin ein relativ leichter Weg im Leben gegangen wurde. Es kann auch sein, dass der Mensch wenig auf seinem Weg gelernt hat und das Leben etwas zu »leichtfüßig« nimmt. Füße, die deutlich älter aussehen als der übrige Körper, können auf Menschen hinweisen, deren Lebensweg eine beschwerliche Reise ist, voller Hindernisse und Widerstände. Diese Menschen haben auf ihrem Weg viele Lektionen lernen müssen, aber nicht unbedingt die richtigen.

Beim Betrachten der Füße innerhalb der Elemente Erde, Wasser, Feuer und Luft (→ S. 95) kann ein Element dominant vorhanden sein. Dieses Element kann das Leben des Patienten mit all seinen Facetten beeinflussen.

Tastbefund

Der Therapeut nimmt mit seinen warmen Händen Kontakt zu den Füßen des Patienten auf. Dadurch gewinnt er parallel zum Sichtbefund einen Eindruck über:

- Hautbeschaffenheit, z. B. trocken, feucht, rau, schweißig, dünnhäutig, ledern, verhornt,
- Temperatur, z. B. warm, kühl, heiß, kalt,
- Gewebetonus, z. B. schlaff, fest, weich, straff,
- Knochenstruktur, z. B. biegsam, starr, hypermobil, leicht oder schwer tastbar.

Wichtig ist, dass der Patient nicht schon vor der ersten Fußreflexzonenbehandlung seine Füße fußpflegerisch behandelt, z. B. durch hobeln oder eincremen, da sonst viele aussagekräftige Hinweise auf Belastungszonen beseitigt werden könnten. Gegen gewaschene Füße ist dagegen nichts einzuwenden.

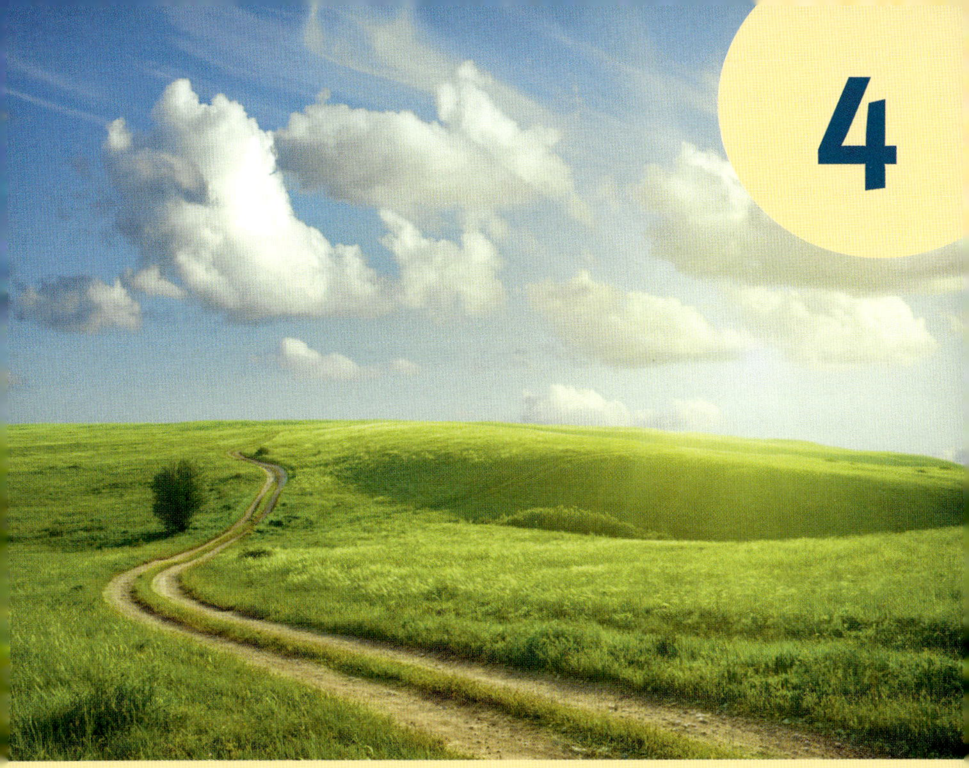

4

Behandlungsleitlinien

Dauer der Behandlung . . . 44
Häufigkeit . . . 44
Mögliche Reaktionen . . . 45
Altersbegrenzung . . . 47
Eigenbehandlung . . . 47
Relative Kontraindikationen . . . 48
Absolute Kontraindikationen . . . 52

Dauer der Behandlung

Da nicht nur die Zonen der Beschwerden behandelt werden, sondern grundsätzlich jedes Mal der gesamte Fuß behandelt wird, dauert eine Behandlung normalerweise unabhängig von Kondition und Konstitution zwischen 45 Minuten und einer Stunde. Eine zu lange Behandlung birgt die Gefahr einer Überdosierung, bei zu kurzer Behandlung sind die therapeutischen Reize zu gering, um ihre ordnende Kraft zu entfalten.

Häufigkeit

Liegen keine akuten oder chronischen Erkrankungen vor, reichen zwei Behandlungsserien im Jahr zur allgemeinen Stabilisierung und als Beitrag zum allgemeinen Wohlbefinden. Eine Behandlungsserie besteht im Allgemeinen aus sechs bis zehn Massagen. In den ersten beiden Wochen haben sich zwei Behandlungen bewährt, in den darauffolgenden Wochen reicht nach langjähriger Erfahrung eine Behandlung pro Woche. Dieser Behandlungsmodus empfiehlt sich auch bei chronischen Erkrankungen, jedoch bedarf es in dem Fall mehr als zwei Behandlungsserien pro Jahr. Bei akuten Störungen wird anfangs sogar täglich bis zweitägig massiert, nur die Zeitdauer ist möglichst kurz zu halten. Wenn schon nach der ersten Behandlung eine weitgehende Beschwerdefreiheit erreicht wird, so ist zur Stabilisierung des Zustandes eine zweiwöchige bis einmonatige Nachbehandlung angezeigt. Auf keinen Fall sollte sich der Therapeut im Voraus festlegen lassen, wie viele Behandlungen der Patient benötigt, auch wenn dies gerne von Patienten gefordert wird. Dazu hängt die Wirkung von zu vielen Faktoren ab:

- Gesamtzustand des Patienten (→ Kondition des Patienten S. 36).
- Krankheitsbild - Es ist oft so vielschichtig, dass es nur langsam geklärt werden kann, da der Therapeut sich nicht an Symptomen orientiert, sondern an kausalen Zusammenhängen.
- Alter - Je jünger der Patient ist, umso schneller sind im Allgemeinen Reaktionen zu erwarten.
- Reaktionsfähigkeit des Körpers - Durch etwaige therapiehemmende Medikamente, wie z. B. Cortison, ist der Körper möglicherweise momentan nicht in der Lage, auf Reize zu antworten oder bedarf kräftigerer Reize.

- Allgemeine Lebensführung - Stress, Lebensexzesse, Alkohol, Tabak, Kaffee, Schlafmangel verändern die Reaktionsfähigkeit. Die meisten Patienten reagieren in Folge von Stress, Kaffee und Alkohol empfindlicher auf eine Fußreflexzonentherapie.
- Einstellung zur Behandlung - Wenn der Patient nicht aus eigener Überzeugung zu der Behandlung kommt oder kein echtes Vertrauensverhältnis zum Therapeuten aufgebaut werden kann, ist eine positive Reaktion schwieriger zu erreichen.

Mögliche Reaktionen

Es ist zu unterscheiden zwischen den möglichen Reaktionen während und nach der Behandlung beim Patienten und möglichen Reaktionen auf Seiten des Behandlers.

Reaktionen des Patienten während der Behandlung können eine sich verändernde Mimik, Stöhnen, Seufzen, Lachen, Weinen, Unruhe, Verkrampfung und völlige Entspannung bis hin zum Tiefschlaf sein. Schweißausbrüche an den Füßen, an den Handflächen und am Rücken zeigen, dass der Patient vegetativ eher labil ist und dass eine erste Belastungsgrenze erreicht wurde. Es bedeutet nicht, dass die Therapie jetzt wirkt! Diese Ansicht ist zwar verbreitet, aber falsch und für den Patienten gefährlich. Ein weiteres Zeichen ist ein sich von den Füßen bis zum Rumpf ausbreitendes Kältegefühl bis hin zum Schüttelfrost. Kälte bedeutet, dass die Energiezufuhr nicht mehr gewährleistet ist und dass die Grenze der Belastbarkeit des Patienten bereits überschritten wurde. Der Fußreflexzonentherapeut muss beim Auftreten derartiger Reaktionen seine Behandlung auf die Möglichkeiten des Patienten erneut abstimmen und versuchen, die körpereigenen Regulationskräfte zu unterstützen. Die Behandlung muss aber nicht abgebrochen werden, sondern abgeschwächt, eventuell durch sanfte Ausstreichungen, fortgesetzt werden.

Mögliche Reaktionen des Patienten zwischen den Behandlungen geben Aufschluss über die Wirkung der Behandlung. Sie treten im Allgemeinen zwischen der zweiten und sechsten Behandlung auf und sind als gewünscht anzusehen, da sie als Reaktion im Heilungsprozess zu werten sind. Vor allem die Behandlung chronischer Erkrankungen ist langwieriger und wird häufig als ausgesprochen unangenehm empfunden, da eine chronische Erkrankung in keinem Fall auf direktem Weg zur Besserung oder Heilung gebracht werden kann, sondern sich immer den regenerierenden Umweg über eine mehr oder minder deutliche akute Phase bahnen muss. Dies muss dem Patienten nachdrücklich klargemacht werden. Folgende Reaktionen können zwischen den Behandlungen auftreten:

- geschwollene Fußgelenke - speziell bei Patienten mit Lymphstauungen,
- Krampfadern, die plötzlich stärker hervortreten - diese Beinvenen müssen nun mehr Blut transportieren und sind deshalb besser sichtbar,
- Schwindelgefühl - Zeichen für eine labile Herz- und Kreislaufsituation,
- allgemeine Hautreaktionen - vermehrte Schweißabsonderungen bis hin zu Hautausschlägen, aufgrund des gesteigerten Stoffwechsels,
- vermehrte Harnausscheidung - oft verbunden mit einer Verfärbung und deutlichen Geruchsbildung durch die angeregte Nierenfunktion und Schadstoffausscheidung,
- häufige Darmausscheidungen bis hin zur Diarrhö, oft verbunden mit Blähungen - aufgrund der erhöhten Schadstoffausscheidung,
- gesteigerte Sekretionstätigkeit aller Schleimhäute - Nase, Mund, Rachen, Bronchien, Darm; Schnupfen, Husten, Durchfall als Ausdruck der Selbstreinigung,
- kurz auftretende Fieberschübe: Fieber, das als natürlicher Abwehrmechanismus des Körpers zu werten ist, soll nicht unterdrückt werden; es ist ein Zeichen einer latenten Erkrankung, die reaktiviert wird, um so ausheilen zu können,
- akute Erkrankung - tritt nur auf, wenn sie vorab als chronisch latente Störung vorhanden war,
- entspannter, tiefer Schlaf - oft abwechselnd mit äußerst unruhigen Nächten mit lebhaften Alpträumen,
- psychische Veränderungen - »Panta Rhei« - alles fließt. Da keine Symptome therapiert werden, sondern der Patient in seiner Ganzheit, lösen sich alte Strukturen auf und schaffen Platz für neue Ordnungen und Zusammenhänge. Es wechseln nicht die Krankheitssymptome, sondern es ändert sich der ganze Mensch, so dass ein Wechsel in der seelischen Grundstimmung herbeigeführt werden kann. Reden, Lachen und Weinen sind als Zeichen der Lösung von seelischen Spannungen zu werten.

Aufgrund des Energiekreislaufes zwischen Therapeuten und Patienten können auf Seiten des Behandlers ebenfalls bestimmte Reaktionen auftreten. Oft ist es einfach Müdigkeit, die den Therapeuten befällt, begleitet von einem

Gähnzwang. Seltener treten sogar Übelkeit und Kopfschmerzen auf. Wichtig ist es als Therapeut, die Anfangssymptome zu beachten. Dazu gehören unter anderem schwere oder heiße, pulsierende Finger, das Gefühl von Blei in den Armen oder ausstrahlende Schmerzen bis zu den Ellenbogen. In diesen Fällen sollte der Therapeut seine Hände gut in Richtung Erde ausschütteln, oder er lässt wie am Ende einer jeden Massage, kaltes Wasser über die Unterarme und Hände laufen. Dies befreit ihn von den störenden Energien, genauso wie Gähnen, Stöhnen oder Husten, welche nicht unterdrückt werden sollten. Natürlich ist zu empfehlen, den Patienten über diese möglichen Reaktionen des Behandlers zu informieren, damit er keine falschen Schlussfolgerungen zieht!

Altersbegrenzung

Da sich die Fußreflexzonentherapie von ihrem ganzheitlichen Konzept her nicht mit Krankheiten, also nicht mit objektiven Symptomen, beschäftigt, sondern immer nur mit ganz individuellen Störungen, gibt es auch bei der Frage nach der Altersbegrenzung der Patienten nur eine Antwort: Die Fußreflexzonentherapie ist für jedes Alter geeignet, ob für den Neugeborenen oder für den Greisen. Natürlich muss die Technik immer dem Fuß und damit dem Patienten angepasst werden (→ Konstitution und Kondition, S. 36).

Eigenbehandlung

Die Eigenbehandlung ist ein wichtiger Bereich der gesundheitlichen Selbstverantwortung. In diesem Sinne ist prinzipiell nichts gegen eine Selbstbehandlung einzuwenden. Es sollten dabei aber folgende Punkte beachtet werden:

- Die entspannte, lockere Haltung kann bei der Eigenbehandlung nicht eingenommen werden.
- Bei der Eigenbehandlung sitzt man aufrecht, die Füße werden bei nicht zu stark abgewinkeltem Knie im Wechsel in die Hände genommen.
- Der Einfluss des Behandlers fehlt und es kann nicht zum harmonisierenden Energiefluss zwischen Patient und Therapeut kommen.
- Die Reaktionen des Organismus werden schlecht oder eventuell zu spät wahrgenommen.

- Durch die relativ angespannte Haltung ermüden die massierenden Hände schnell.
- Die therapeutischen Reize können nur schwer konstant gehalten werden, so dass sich häufig gar keine Reaktion zeigt.

Durch Massage der eigenen Füße zwischen den Behandlungen lernt der Patient seine eigenen Füße besser kennen. Außerdem kann der Patient durch die Eigenbehandlung aktiv zu seiner Gesunderhaltung oder seiner Genesung beitragen. Wird die Fußreflexzonentherapie z. B. monatlich zur Gesunderhaltung eingesetzt, kann der Patient die Wirbelschwinge (→ S. 67) nach Einweisung durch den Therapeuten anwenden. Durch Massage der Füße mit Fußmassagerollen oder Gehen auf Kies (→ S. 31) wird die Durchblutung der Füße verbessert. Im Akutfall kann der Patient den Lymphabfluss durch Ausstreichen bzw. Ausziehen der Zehenzwischenräume anregen.

Relative Kontraindikationen

Jede Therapie hat ihre Grenzen, relative und absolute. Diese Grenzen zu kennen und zu erkennen, zeichnet den verantwortungsbewussten Therapeuten aus.

Schwangerschaft

Eine Schwangerschaft ist keine Krankheit. Eine normale Schwangerschaft stellt im Gegensatz zur Risikoschwangerschaft (→ S. 53) keine Kontraindikation für eine Fußreflexzonentherapie dar. Dennoch sind Patientinnen in dieser Zeit häufig besonders empfindlich, unsicher und ängstlich. Darauf muss der Therapeut behutsam eingehen. Die Fußreflexzonenbehandlung betrifft nicht nur die werdende Mutter, sondern auch das ungeborene Kind. Sie unterstützt alle Funktionen, fördert die Durchblutung, auch im Bereich der Gebärmutter, was zur verbesserten Versorgung des ungeborenen Kindes beiträgt. Schwangere haben oft Restharn in der Blase, da die Gebärmutter die Lage der Blase verändern kann. Durch die Massage kann dieser Restharn zur Ausscheidung gebracht werden. Sollte am nächsten Tag eine gynäkologische Untersuchung bei der Patientin anstehen, ist von dieser Behandlung abzusehen, da im Restharn häufig Bakterien, Leukozyten und Epithelien (Blasenschleimhautzellen) mit ausgeschieden werden. Für den

Gynäkologen hat die Schwangere dann scheinbar eine Blasenentzündung. Eine naturheilkundliche Erklärung führt häufig nur zu Verwirrungen! Eine Fußreflexzonenbehandlung kann bei einer normalen Schwangerschaft keinen Abort auslösen – was bleiben soll, das bleibt. Der Geburtsvorgang kann aber durch eine tonisierende Behandlung forciert werden.

Diese einfachen Griffe können dem werdenden Vater gezeigt werden. So kann er zur Förderung der Wehentätigkeit die unterhalb des Innenknöchels liegende Region der Sitzbeine und des kleinen Beckens kräftig tonisierend massieren. Zur Entspannung der Mutter kann der Partner die Wirbelsäulenzone entlang der Fußinnenkante ausstreichen.

Gefäßerkrankungen

Gerade hier zeigen sich die Vorteile der Fußreflexzonenbehandlung, denn bekanntlich ist es wegen des Embolierisikos nicht ratsam, entartete Beinvenen direkt zu bearbeiten. Eine erbliche Komponente bei der Entstehung der Varikosis gilt inzwischen als gesichert: Es sind Bindegewebsschwache, die zu Krampfadern neigen. Hinzu kommt die relative Inaktivität der Beinmuskulatur auf unelastischem Boden. Als Auslöser gilt oft die Schwangerschaft. Hier werden unter der Progesteronwirkung Wassermoleküle in die Gefäßmuskeleiweiße zur allgemeinen Auflockerung des Gewebes eingebaut. Zusammen mit der vermehrten Durchblutung verliert die Gefäßwand ihren normalen Tonus, es kommt zur Varikosis. Solche Beine können bis zu 30 Prozent mehr Blut enthalten als gesunde, was wiederum Auswirkungen auf die Mikrozirkulation hat.

Normalerweise befinden sich über zwei Drittel des Gesamtblutes im Venensystem. Im Falle einer mangelhaften Abflussmöglichkeit fehlt aber dieses Blut und der Organismus steigert kompensatorisch die Gesamtblutmenge. Im Verlauf des Tages zeigt sich dann eine vermehrte Einlagerung interstitieller Flüssigkeit, die Füße schwellen an. Noch bevor diese Flüssigkeitsansammlung als Ödem erkennbar ist, kann sie vor allem im Schienbein schmerzhaft sein. Bereits in diesem Stadium ist die Menge der Zwischenzellflüssigkeit um rund 30 Prozent überhöht. Jetzt ein Diuretikum einzusetzen, wäre ein fataler Fehler. Durch Verminderung des Plasmavolumens würde der Hämatokritwert ansteigen, das Thromboserisiko würde erhöht, das Herz zusätzlich belastet und der Elektrolythaushalt könnte empfindlich gestört werden. Sinnvoll kann nur eine Therapie sein, die das Ödem langsam ausschwemmt. Über die Fußreflexzonentherapie kommt es zur schonenden Anregung der Nieren, der Leber und des Lymphsystems und damit zur Ausschwemmung des Ödems.

Mykosen

Der Fußpilz erstreckt sich trotz Berührung beider Füße mit dem Infektionsherd, z. B. dem Boden im Schwimmbad, sehr selten über den gesamten Fuß, oft nicht einmal über sämtliche Schwimmhäute beziehungsweise Zehenzwischenräume. Das bedeutet, dass die zugehörige Organzone des Befalls bereits vorbelastet war, auch wenn der Patient sich nicht darüber im Klaren ist. Fußpilz erweist sich deshalb oft als hartnäckig, wenn nur lokale Behandlungen stattfinden, ohne dass auf die Organzone eingegangen wird. Im Bereich des Fußpilzbefalls wird keine Fußreflexzonentherapie ausgeführt. Sie erstreckt sich vom gesunden Gewebe auf die erkrankte Region zu, soweit es hygienisch vertretbar und für den Patienten zumutbar ist. Ersatzweise können die Schwimmhäute an den Händen in den Fingerzwischenräumen behandelt werden. Durch wiederholte Behandlungen verbessert sich die Durchblutung dieser Hautbezirke und entzieht den Mikroorganismen in der Haut den Nährboden. In einem gesunden Milieu kann sich ein Fußpilz nicht manifestieren.

Offene Wunden

Hier gilt therapeutisch das Gleiche wie beim Fußpilz. Im Bereich der offenen Wunde wird nicht massiert. Die Fußreflexzonenmassage wird vom gesunden Gewebe auf die offene Wunde zu durchgeführt, soweit dies für den Patienten erträglich ist. Eine verbesserte Durchblutung sorgt für eine schnellere Heilung und beseitigt die Störung in der dazugehörigen Reflexzone. Alternativ kann man auch hier auf die Hände ausweichen und die Zonen analog behandeln. Dies gilt auch für Quetschungen, Zerrungen und Verstauchungen im Fußbereich.

Amputation

Wenn ein Bein, ein Fuß oder ein Teil eines Fußes amputiert werden muss, so übernimmt das andere Bein oder der andere Fuß die Funktion. Ebenso übernimmt er die gesamten Reflexzonen. Da es hierbei zu Schwierigkeiten in der Differenzierung der Beschwerden kommt - so lassen sich z. B. Leber- und Milzprobleme oder die rechte und linke Lunge schwer voneinander unterscheiden - weicht der Therapeut am besten auf korrespondierende Reflexzonen aus.

Korrespondierende Reflexzonen	
obere Extremitäten	**untere Extremitäten**
Hand	Fuß
Finger	Zehen
Handgelenke	Fußgelenke
Unterarm (mit Elle und Speiche)	Unterschenkel (mit Waden- und Schienbein)
Ellenbogen	Knie
Oberarm	Oberschenkel
Schultergelenk	Hüftgelenk
Schultergürtel	Beckengürtel

Darüber hinaus korrespondieren die Reflexzonen der Körperpartien der rechten Seite mit den Reflexzonen der Körperpartien der linken Seite und umgekehrt. Bei einer Amputation einer Gliedmaße ergibt sich daraus folgende Überlegung: Fehlt z. B. eine Zehe, so kann der entsprechende Finger oder die entsprechende Zehe des anderen Fußes behandelt werden.

Schwerste Erkrankungen

Bei schwersten Erkrankungen, wie z. B. bei Krebs, Multipler Sklerose, Parkinson oder Lähmungen, kann eine sanfte Reflexzonenmassage zwar nicht die Ursache beheben, aber eine Reihe von Begleiterscheinungen entscheidend verbessern:

- Die Schmerzsituation kann erleichtert werden.
- Die Ausscheidungs- und Atmungsorgane werden angeregt und aktiviert.
- Häufig verbessert sich die Kontrolle über Darm und Blase.

Um bei Krebserkrankungen keine Metastasen zu mobilisieren, sollte die Lymphe nur sanft über den Fuß angeregt werden. Bei Lähmungen im Bereich der Füße kann sich der Fuß in der Hand des Therapeuten schlaff oder steif anfühlen. Ist der Fuß schlaff, sollte er nur sanft behandelt werden. Ist die Sensorik des Fußes gestört, fühlt sich dieser teigig an. Ein solcher Fuß verträgt kräftigere Reize. Die Organe können trotz der sensorischen Einschränkung des Patienten über die Fußreflexzonentherapie erreicht werden.

Absolute Kontraindikationen

Sudeck-Syndrom

Beim Sudeck-Syndrom, auch bekannt als sympathische Reflexdystrophie, handelt es sich um eine schmerzhafte Erkrankung einer Extremität, meist als Folge von leichten Weichteilverletzungen oder operativen Eingriffen, die im weiteren Verlauf eine Demineralisierung des Knochens nach sich zieht. Es erklärt sich von selber, dass hier eine zusätzliche Reiztherapie kontraindiziert ist.

Entzündungen im Venen- und Lymphsystem

Stark ausgeprägte Krampfadern, die sich in unmittelbarer Nähe der Reflexzonen, also im unteren Drittel des Unterschenkels befinden, werden bei der Fußreflexzonentherapie ausgespart, da es andernfalls zur Phlebitis (oberflächliche Venenentzündung) bzw. Thrombophlebitis (akuter Verschluss oberflächlicher Venen mit Gefäßwandentzündungen) kommen kann. Das

Gleiche gilt für die Lymphangitis (Entzündung der Lymphbahnen im Abflussgebiet eines lokalen Infektionsherdes).

Eingeschlossene Fremdkörper

Kleine Fremdkörper, wie z. B. Granatsplitter, die im Körper an lebenswichtigen Organen oder Systemen verkapselt sind, können unter Umständen durch die Reflexzonenmassage zum Wandern angeregt werden. Größere Fremdkörper, wie künstliche Gelenke, Herzschrittmacher, Platten und Schrauben, werden nicht mobilisiert und sind kein Hindernis für eine Fußreflexzonentherapie.

Risikoschwangerschaft

Im Gegensatz zur normalen Schwangerschaft ist hier äußerste Vorsicht geboten - zum einen zum Schutz der werdenden Mutter und des ungeborenen Kindes, zum anderen zum Schutz des Therapeuten. Sollte es zu unvorhergesehenen Komplikationen kommen, wäre es kaum zu beweisen, dass den Therapeuten keine Schuld trifft. Eine Risikoschwangere bedarf der Ruhe und nicht der Reiztherapie.

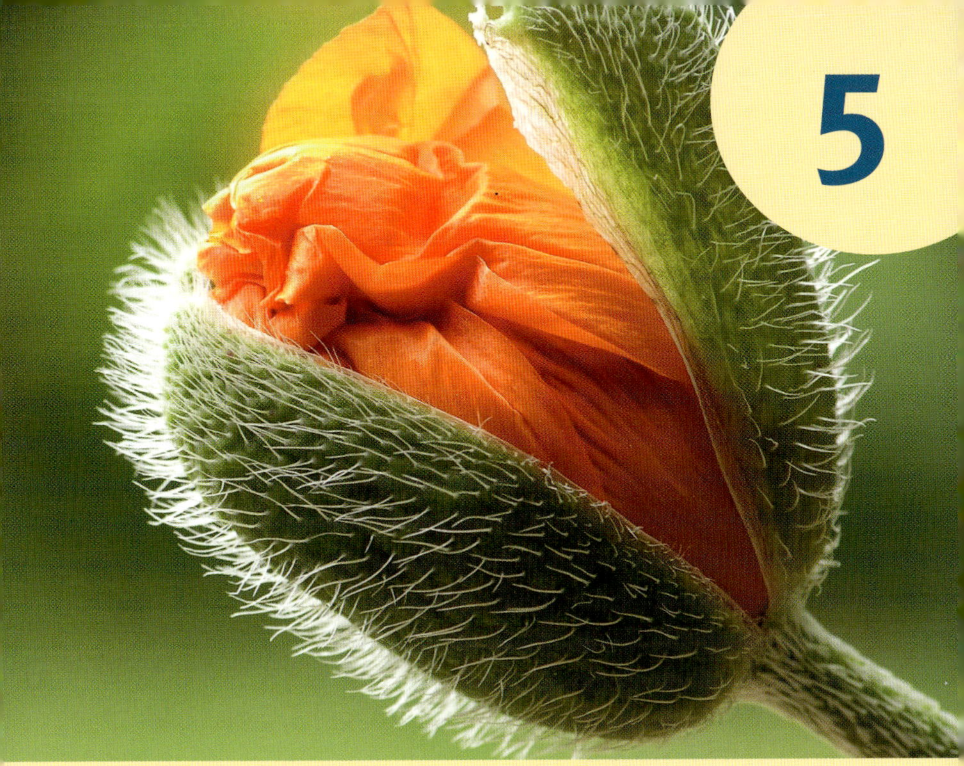

5

Behandlung

Massagegriff »Raupengang« 56
Tonisierung und Sedierung 57
Erste-Hilfe-Griff 58
Reihenfolge bei der Behandlung 58
Vorbereitung 59
Knochen-Skelett-Zone 63
Atmungsorgane, Herz, Zwerchfell, Solar plexus, Schilddrüse 67
Verdauungstrakt 72
Urogenitaltrakt 77
Lymphatische Organe 82
Innersekretorisches System 86
Kopfzonen 88

Wenn ein Therapeut einen Patienten massiert, sollte er diesen bedingungslos so akzeptieren, wie er ist. Es genügt, wenn er für diesen Menschen da ist, ihm die Zeit für die Massage schenkt. Deshalb sollte man nie unter Zeitdruck massieren. Zeit und Ruhe schaffen die beste Voraussetzung, dass Entspannung, Harmonie, Vertrauen und Wohlbefinden einfach »geschehen« können und die Massage der Lebensenergie des Patienten die Möglichkeit gibt, wieder frei zu fließen. Für den Therapeuten heißt das: Er braucht nicht dem Patienten helfen zu wollen. Zu viel Konzentration auf ein Ziel, ein bestimmtes Ergebnis kann unter Umständen zu einem Zwang werden, der die Behandlung eher behindert als fördert.

Massagegriff »Raupengang«

Die einzigen Werkzeuge, die der Therapeut braucht, sind seine Hände, seine Finger, kurze Fingernägel und viel Fingerspitzengefühl. Allein das Wort Werkzeug führt in den Bereich der Technik, ein Bereich der Materie, der Mechanik. Der benötigte Massagegriff sollte aber nichts mit den Bedeutungsinhalten von »Technik«, »Mechanik« und »Druck« gemein haben, sondern Ausdruck des Gebens und Nehmens sein, des Lebensrhythmus von Spannung und Entspannung, Aktivität und Passivität, ein Fließen, ein Symbol der persönlichen Zuwendung. Deshalb muss auch die therapierende Hand richtig geführt werden. Sie liegt sowohl in der Ruhe- als auch in der Arbeitsstellung so, dass sie den Fuß ohne Überdehnung und starre Fixierung in ihren Gelenken auf natürliche Weise locker hält. Der Daumen nimmt den Fingern gegenüber eine Sonderstellung ein. Durch seine Beweglichkeit ist der Therapeut in der Lage, zu greifen und den Fuß des Patienten wirklich »in die Hand« zu nehmen. Arbeitet der Daumen an der Fußsohle, stützen die Finger am Fußrücken und umgekehrt. Das bedeutet, dass immer beide Hände beschäftigt sind; die eine als stützende, die andere als massierende Hand. Die Daumenkuppe der massierenden Hand ist die Hauptkontaktstelle mit dem Fuß. Die Bewegungen des Daumens finden nur im ersten Daumengelenk statt. Das erste Daumenglied wippt dabei vom ersten Daumengelenk bis zum Nagelrand herauf und herunter, wodurch sich der Daumen langsam auf dem Fuß vorwärtsbewegt. Die Daumenbewegung erinnert in ihrem Ablauf an die Fortbewegung von Raupen und wird daher auch als »Raupengang« bezeichnet. Die Bewegungsenergie beginnt dabei aus dem Zentrum der Handmitte zu fließen und ist stets vorwärts orientiert. Bewegungen, die rückwärts oder seitwärts orientiert sind, bremsen sich selber aus. In der aktiven Phase der Bewegung dringt die Daumenkuppe durch Vorwärtswippen behutsam in das Fußgewebe ein, um in der passiven Phase der Bewegung durch Entspannung in seine Ausgangslage zurückzugleiten. Dieser dynamische, wellenförmige Bewegungsrhythmus bewirkt die energetische Harmonisierung. Der Fußreflexzonentherapeut sollte in der Lage sein, mit beiden Händen gleichermaßen zu behandeln. Das macht die Bewegungen am Fuß des Patienten nicht nur gleichmäßiger und fließender. Der Therapeut bleibt durch die Rechts- und Linksverlagerung der aktiven und passiven Phasen auch länger energetisch stabil.

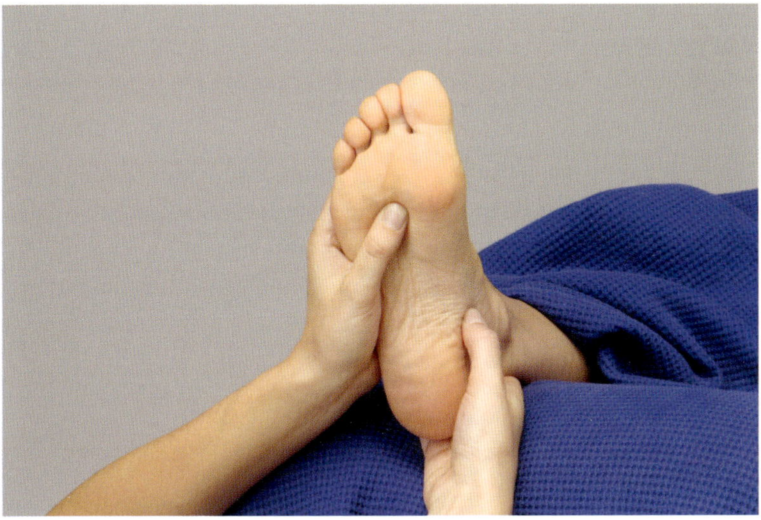

Abb. 5: Raupengang

Tonisierung und Sedierung

Wenn der Patient keine besonderen Schmerzreaktionen zeigt, wird im Normalfall der tonisierende Massagegriff zur allgemeinen Anregung und Kräftigung eingesetzt, sofern es seine Konstitution und Kondition (→ S. 36) zulassen. Der Bewegungsablauf zeichnet sich durch einen kürzeren Bewegungsrhythmus aus und gleicht damit eher der Bewegung einer Nähmaschinennadel als der einer Raupe.

Wenn der Patient Schmerzreaktionen oder Zeichen vegetativer Belastung zeigt, bedarf es des sedierenden, beruhigenden Massagegriffs; ebenso, wenn es die Konstitution und/oder Kondition des Patienten verlangt. Der Bewegungsablauf zeichnet sich durch einen langsameren, weicheren, einschleichenderen Bewegungsrhythmus aus und gleicht damit eher der Bewegung einer anrelaxierten Schnecke.

Erste-Hilfe-Griff

Sollte der Patient eine plötzliche Schmerzattacke haben, wie z. B. bei einem Hexenschuss oder einer Gallenkolik, hilft ein gleichbleibender, kräftiger Druck im Bereich der entsprechenden Reflexzone. Der Druck wird so lange ausgeübt bis der Schmerz abgeklungen ist und der Patient nur noch den Daumendruck spürt.

Wenn der Patient sich seiner Füße bewusst wird, lernt er sich besser kennen. Außerdem hat er das Gefühl, aktiv beteiligt und nicht nur auf den Therapeuten angewiesen zu sein. Der Therapeut gibt die Verantwortung für das Wohlergehen zum Teil an den Patienten zurück. Auch wenn Ausstreichungen (→ S. 47), die der Patient bei der Selbstbehandlung ausführt, unspezifischer sind, so helfen sie doch zwischen den Behandlungen.

Reihenfolge bei der Behandlung

Eine vorgegebene Reihenfolge kann nur eine Empfehlung sein. Jeder Therapeut findet im Verlauf seiner Tätigkeit »seine« Reihenfolge. Eine feste Reihenfolge hat den Vorteil, dass er sich ganz auf seinen Tastsinn konzentrieren kann, ohne noch überlegen zu müssen, welche Bereiche er schon behandelt hat und welche noch nicht. Zwischen den einzelnen Behandlungsgriffen haben sich sogenannte Lockerungstechniken bewährt. Dies sind die Wirbelschwinge, die Lungenpresse, das Knöchelhaken und die Fußausstreichungen.

Das folgende Behandlungsschema gibt eine Übersicht über die einzelnen Schritte der Fußreflexzonentherapie, die anschließend ausführlich dargestellt werden. Es ist als exemplarisches Behandlungsschema zu verstehen, das insbesondere dem Einsteiger eine erste Orientierung bietet und individuell modifiziert werden kann.

Vorbehandlung	
erster Griff - Schlüssel-ins-Schloss (→ siehe unten)	
zweiter Griff - Kreisen der Zehen (→ S.61):	
Großzehe	kreisen
2. - 5. Zehe	kreisen und lösen
Kopf-/Halslymphe	Schwimmhäute (oder Zehenzwischenräume) ausstreichen
Schultergürtelgriff	Lockerungsgriff

Die eigentliche Behandlung	
massierte Zone	anschließender Lockerungsgriff
Knochen-Skelett-Zone (→ S. 63)	Wirbelschwinge (→ S. 67)
Atmungsorgane, Herz, Zwerchfell, Solar plexus (→ S. 67)	Lungenpresse (→ S. 71)
Verdauungstrakt (→ S. 72)	-
Urogenitaltrakt (→ S. 77)	Knöchelhaken (→ S. 80)
lymphatische Organe (→ S. 82)	-
innersekretorisches System (→ S. 86)	-
Kopfzonen (→ S. 88)	Fußausstreichungen (→ S. 91)

Vorbereitung

Vor der eigentlichen Behandlung empfiehlt sich der sogenannte Schlüssel-ins-Schloss-Griff. Dazu umfasst der Therapeut die Füße des Patienten mit beiden Händen und legt seine Daumen auf die Zonen des Solar plexus. Dies sind die kleinen Mulden kleinzehenseits unterhalb der Großzehenballen auf gleicher Höhe mit den Großzehen. Der Solar plexus ist das Mittelhirn des Körpers, ein Nervennetz mit Verbindungen zu allen Gebieten von Rumpf und Extremitäten. Hier gilt es vor allem anzusetzen, um Spannungen abzubauen. Sollte der Patient sehr nervös oder angespannt sein, so kann der Therapeut mit der Einatmung des Patienten den Druck der Daumen sanft verstärken. Dies nimmt dem Patienten die Anspannung, er kann sich an die Hände des

Therapeuten gewöhnen und der Therapeut hat Zeit, sich ein erstes Bild vom Zustand des Patienten zu machen.

Die Behandlung der Füße beginnt in der Regel mit dem rechten Fuß. Der linke Fuß folgt unmittelbar in der Behandlung. Das bedeutet, dass nicht erst eine Fußseite komplett behandelt wird und dann die andere, sondern dass immer ein fließender Austausch zwischen rechts und links stattfindet. Die rechte Seite eines Menschen spiegelt das Gegenwärtige, Vorhandene, Greifbare, Aktuelle, das dem Verstandesbereich und dem männlichen Prinzip Zugeordnete wider. Die linke Seite eines Menschen spiegelt das Vergangene, Verborgene, Mögliche, Chronische, das dem Gefühlsbereich und weiblichem Prinzip Zugeordnete wider. Die Kontaktaufnahme mit dem Patienten im Hier und Jetzt schafft eine Vertrauensbasis, bevor der Therapeut sich dem Gefühlsleben des Patienten nähert.

Seitenspezifische Bedeutung der Füße	
linker Fuß	**rechter Fuß**
Vergangenheit	Gegenwart
Verborgenes	Vorhandenes, Greifbares
Chronisches	Akutes
Gefühl	Verstand
weibliches Prinzip	männliches Prinzip

Der anschließende Griff ist das Kreisen der Großzehen. Dazu greift der Therapeut mit der Haltehand die Innenseite des Fußes, während die Arbeitshand die Großzehe ganz umfasst und in ihrem Grundgelenk kreisen lässt. Alternativ kann die Großzehe wie in Abbildung 5 dargestellt gehalten werden. Der Therapeut sollte allerdings darauf achten, dass er den Kleinfinger nicht wie beim »vornehmen« Halten einer Teetasse abspreizt, weil das dem Patienten signalisieren könnte, dass der Behandler sich vor den Füßen ekelt. Das Kreisen der Großzehe im Grundgelenk entspricht dem Kopfrollen. Vorhandene Ablagerungen, die sich durch Schmerzen, Reibegeräusche oder Bewegungseinschränkungen bemerkbar machen, können so gelöst werden.

Das anschließende Kreisen und Öffnen der übrigen Zehen aus den Grundgelenken mit seinen typischen knacksenden Geräuschen gibt dem Therapeuten folgende Aufschlüsse:

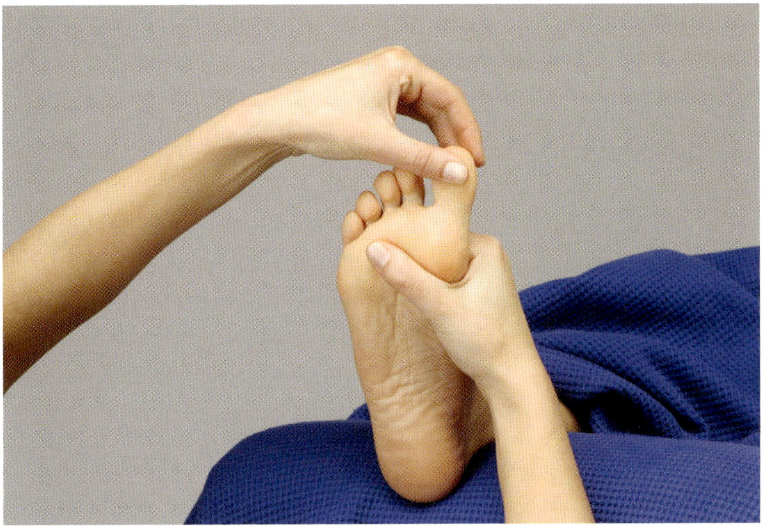

Abb. 6: Kreisen der Großzehe

- Wie entspannt ist der Patient? - Lädt sich der Patient zu viel auf die Schultern, die reflektorisch diesem Bereich zugeordnet sind und kann er deshalb nicht entspannen?
- Wie sehr kann sich der Patient öffnen? - Lassen sich die Zehen nicht öffnen, so nimmt der Therapeut dies zur Kenntnis und belässt es vorerst dabei. Ein guter Therapeut respektiert es, dass der Patient sich noch nicht gleich ganz öffnen kann und lässt ihm die Zeit, die er braucht.
- Durch die mehr oder minder deutliche Belastung des Patienten bei diesem Griff - häufig kommt es hierbei zu einem spontanen Schweißausbruch - kann der Therapeut erkennen, ob der Patient eher vegetativ stabil oder labil ist. Die Reaktion des Patienten sollte Indikator für den Therapeuten und die Intensität der Behandlung sein. Eine vegetativ labile Lage erlaubt nur eine sanfte, wenig anregende Behandlung.
- Falls sich die Zehen nicht relativ mühelos »ausheben« lassen, könnte in der zugeordneten Längskörperzone eine Störung im Energiefluss vorliegen, eventuell bedingt durch einen Focus, wie einen Zahnherd oder Narben, wie sie z. B. nach einer Schulteroperation zurückbleiben können.

Das Ausstreichen der Schwimmhäute in den Zehenzwischenräumen ist der Therapie der oberen Lymphwege zugeordnet. Dazu nimmt der Therapeut die Schwimmhäute zwischen Daumen und Zeigefinger und streicht sie sanft aus. Je mehr die Kopflymphe beansprucht ist, desto empfindlicher und fester sind diese Zonen. Je öfter der Therapeut diese Ausstreichungen in der Behandlung durchführt, umso weicher und fließender werden diese Zonen.

Der nachfolgende Lockerungsgriff kommt ursprünglich aus der Shiatsu-Behandlung. Dazu fädelt der Therapeut langsam und vorsichtig seine Finger in die Zehenzwischenräume des Patientenfußes ein, bis seine Fingergrundgelenke nahe an den Zehengrundgelenken des Patienten liegen. Dann umschließt der Therapeut mit seiner Hand den Vorfuß des Patienten. Durch eine Art isometrische Übung - anspannen/entspannen - löst der Therapeut den ganzen Reflexzonenbereich des Schultergürtels. Bei Kinderfüßen nimmt der Therapeut die Kinderhände des kleinen Patienten zu Hilfe.

Diese Vorbereitungsgriffe auf die eigentliche Therapie dienen vor allem dazu, den Patienten sanft zu öffnen, so dass er die Behandlung uneingeschränkter geschehen lassen kann. Gerade in der heutigen Zeit sind viele Menschen überwiegend kopfgesteuert und blockieren sich dadurch selber.

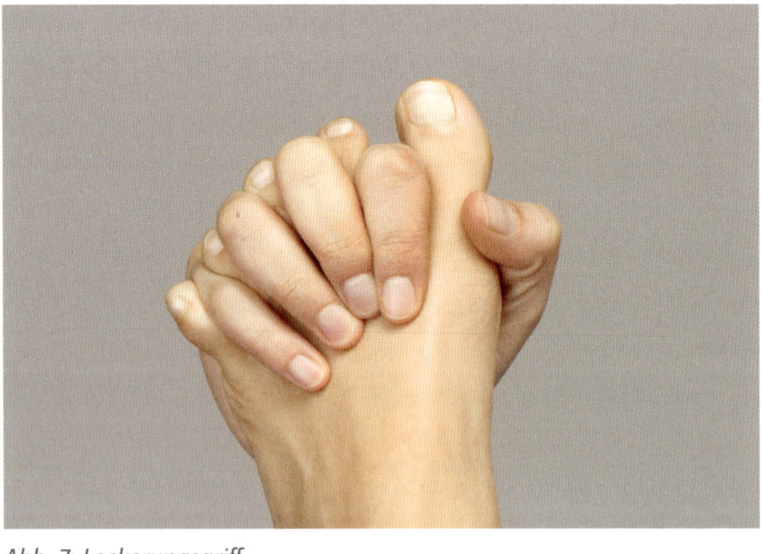

Abb. 7: Lockerungsgriff

Knochen-Skelett-Zone

Die Knochen des Körpers sind kein statisches Gebilde. Sie speichern fast die gesamten Kalziumreserven des Körpers und sind an der Bildung der roten Blutkörperchen beteiligt. Das Skelett ist das feste Gerüst, das dem Körper seine Gestalt verleiht und die lebenswichtigen Organe trägt und schützt. In Zusammenarbeit mit den Muskeln und Sehnen ermöglichen sie die Körperbewegung.

Behandlungsschritte

Der Therapeut hält mit der Haltehand die Ferse des Patienten. Der Daumen der Arbeitshand behandelt zunächst die Reflexzone der Wirbelsäule. Dazu massiert er mit dem Raupengang von der Innenseite der Ferse über die gesamte knöcherne Innenkante des Fußes bis zum Grundgelenk der Großzehe. Anschließend wird der Bereich aller Zehengrundgelenke bis zum Kleinzehengrundgelenk massiert. Hier liegt die Reflexzone des dorsalen Schultergürtelbereichs. Danach beginnt die Massage an der Außenseite der Ferse für die Reflexzone des großen Rollhügels (Trochanter major) über die Basis des fünften Mittelfußknochens für die Reflexzonen von Knie und Ellenbogen zurück zum Kleinzehengrundgelenk, wo die Reflexzone des Schultergelenks positioniert ist. Nun wird der Fußrücken im Bereich der Zehengrundgelenke für die frontale Schultergürtelzone mit den Fingern sanft ausgestrichen, da dieser Bereich für den Raupengang zu empfindlich ist. Dabei ist die Ausstreichrichtung unterschiedlich. Braucht der Patient Energie, so empfindet er eine Ausstreichung auf ihn zu als besonders angenehm, muss er Belastendes loswerden, so empfindet er das Ausstreichen von ihm weg als wohltuend. Hat der Patient Probleme im Wirbelsäulenbereich, werden der Ischiaspunkt, der seine Reflexzone fußsohlenseitig horizontal mittig oberhalb der Ferse hat, der Trochanter major und das Hüftgelenk, welches seine Reflexzone direkt unterhalb des Außenknöchels hat, besonders behandelt. Das Brustbein wird mit dem Atemtrakt behandelt, das Schädeldach mit den Kopfzonen.

Reflexzonen

Reflexzonen der Knochen-Skelett-Zone	
Organ/Körperregion	**Lage der Reflexzone**
Schädeldach	alle Zehenspitzen
Processus mastoideus	kleinzehenseitiger Gelenkspalt des ersten Großzehengelenkes, reagiert bei allen Kopferkrankungen mit
Halswirbelsäule	großzehenseitiges Großzehengrundglied bis Großzehengrundgelenk
Brustwirbelsäule	erster Mittelfußknochen, großzehenseitig
Lendenwirbelsäule	vom Keilbein bis zur Hälfte des Kahnbeines, großzehenseitig
Kreuzbein, Steißbein	von der Hälfte des Kahnbeines bis zur Hälfte des Fersenbeines, großzehenseitig
Schultergürtel	entlang aller Zehengrundgelenke an der Fußsohle und am Fußrücken
Schultergelenk	um das Kleinzehengrundgelenk, knöcherner Anteil fußsohlenseitig, lymphatischer Anteil fußrückenseitig
Brustbein	im Bereich des ersten Mittelfußknochens, fußrückenseitig
Brustkorb	im Bereich aller Mittelfußknochen, fußrückenseitig
Ellenbogen/Knie	an der Basis des fünften Mittelfußknochens
Beckenkamm	an der Fußsohle, oberhalb der Ferse
Hüftgelenk	Unterkante des äußeren Knöchels
Symphyse	Unterkante des inneren Knöchels - wird nur zur Geburtseinleitung behandelt
Trochanter major	Fersenbeinmitte, kleinzehenseitig
Ischiasnerv	fußsohlenseitig horizontal mittig oberhalb der Ferse

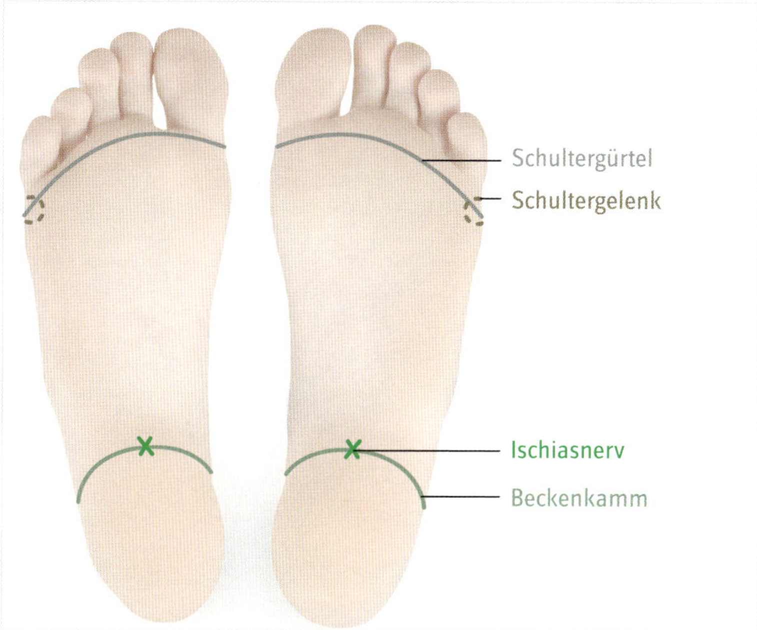

Abb. 8.1: Fuß von unten: Knochen-Skelett-Zone

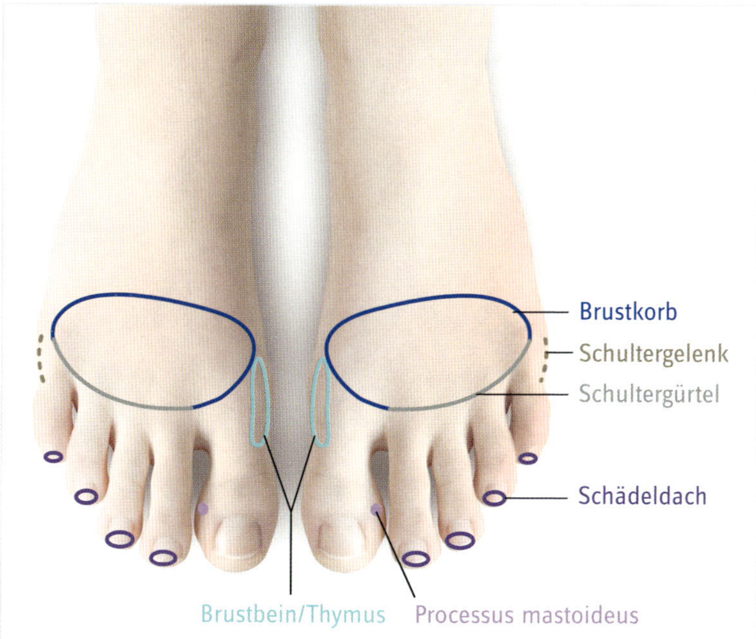

Abb. 8.2: Fuß von oben: Knochen-Skelett-Zone

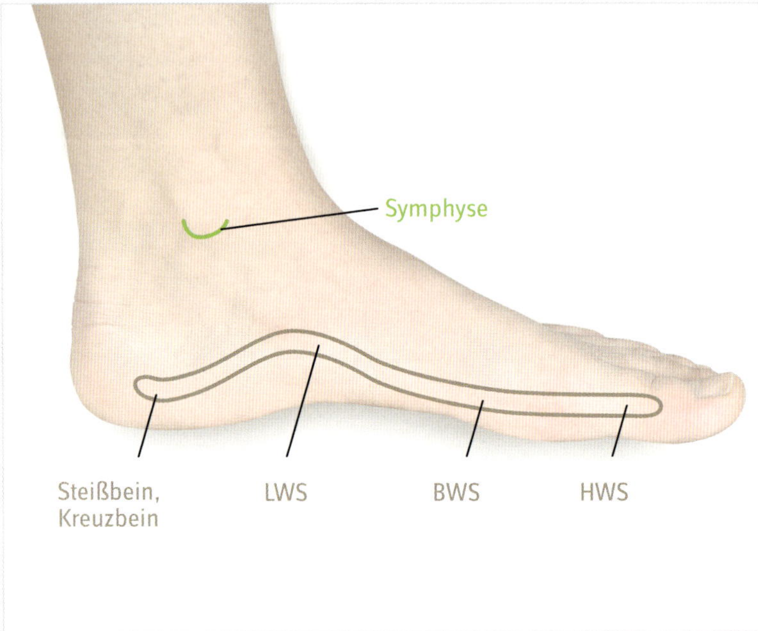

Abb. 8.3: Fuß von medial: Knochen-Skelett-Zone

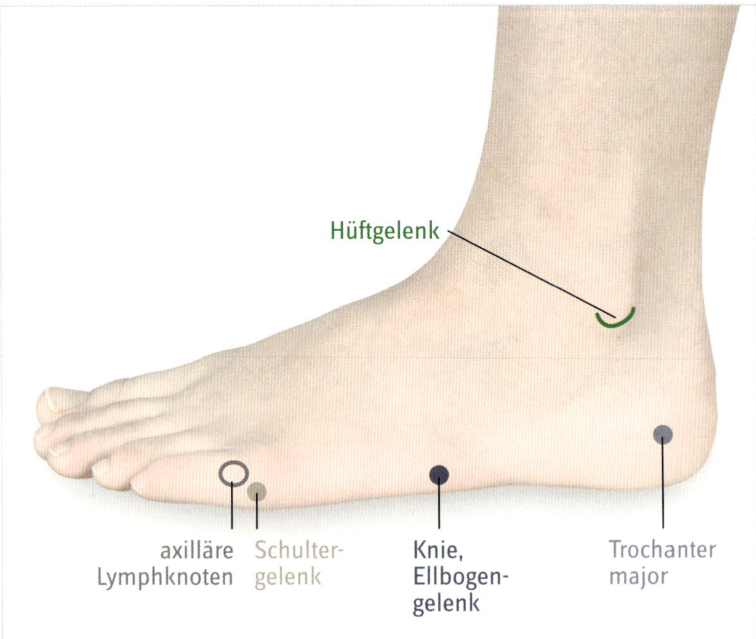

Abb. 8.4: Fuß von lateral: Knochen-Skelett-Zone

Lockerungsgriff »Wirbelschwinge«

Dieser Griff hat eine angenehme spannungslösende Wirkung. Der Therapeut umfasst den Fuß an der Innenseite so, dass seine Daumen sich fußsohlen- und die Zeigefinger fußrückenseitig berühren. Die ausgeführte Bewegung ist wie beim Wäsche-Auswringen und beginnt am Fuß oberhalb der Ferse. Nach einigen Drehbewegungen werden die Hände vorwärtsbewegt. Die Drehbewegung wird wiederholt und endet im Zehengrundgelenk. Eine ausstreichende Bewegung über die Zehenspitzen hinaus beendet den Lockerungsgriff. Er kann so oft wie erforderlich wiederholt werden. Meist spürt man nach drei bis fünf Durchgängen Spiel in den Knochen, der Fuß wirkt insgesamt gelockert.

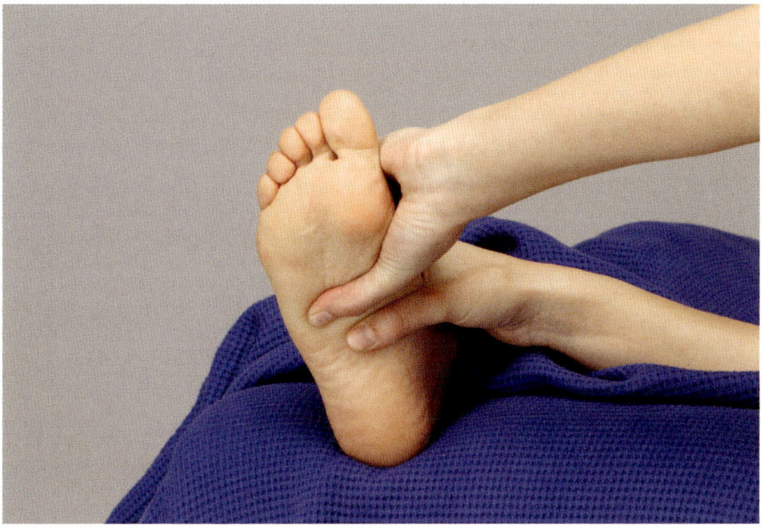

Abb. 9: Wirbelschwinge

Atmungsorgane, Herz, Zwerchfell, Solar plexus, Schilddrüse

Die Atmungsorgane dienen der Lufterwärmung und -reinigung, der Sauerstoffaufnahme und der Kohlendioxidabgabe. Der Atmungsvorgang entsteht dadurch, dass das Zwerchfell sich nach unten kontrahiert, wodurch der Brustraum erweitert wird und auf diese Weise Luft in die Lungen gesaugt wird. Das Herz pumpt das Blut von den Venen über die Lunge in die Arterien. Jeden Tag schlägt es etwa 100.000-mal und pumpt dabei etwa 6.800 l Blut über eine Entfernung von rund 100.000 km durch die Blutgefäße!

Behandlungsschritte

So wie die Atmung mit der Nase beginnt, fängt auch die Behandlung der Atmungsorgane an den Reflexzonen der Nase an. Die Haltehand hält den Vorfuß an der Außenkante, der Daumen der Arbeitshand massiert das Großzehenendglied großzehenseitig. Danach wird die Zone unterhalb des Großzehennagels für die Reflexzone des lymphatischen Rachenrings (Waldeyer-Rachenring) behandelt.

Anschließend wird der Bereich des Großzehengrundgelenks kleinzehenseitig bis zur Hälfte des ersten Mittelfußknochens kleinzehenseitig sowohl an der Fußsohle als auch am Fußrücken massiert. Hier sind die Reflexzonen für die Tonsillen, die Luftröhre und die Bronchien positioniert. Für den Vorfußbereich der Mittelfußknochen 2 bis 5 können fußsohlenseitig beide Daumen im Wechsel eingesetzt werden, so dass die Reflexzone der Lungen gleichmäßig durchmassiert wird. Für den Fußrücken werden Ausstreichungen mit den Fingern vorgenommen, da diese Zone zu empfindlich für den Raupengang ist.

Die Richtung der Ausstreichung bestimmt der Patient. Hier liegt nicht nur die Reflexzone für die Lunge, sondern bei Frauen auch die Reflexzone der Brust und Brustdrüsen. Bei manchen Frauen ist dieser Bereich ab der zweiten Zyklushälfte besonders empfindlich. Sie leiden unter Brustspannen, Schwellung und Berührungsempfindlichkeit der Brüste. Diese sogenannte Mastodynie ist ein Symptom des prämenstruellen Syndroms (PMS). Am Fußrücken im Bereich des ersten Mittelfußknochens ist die Reflexzone des Brustbeins. Darunter befindet sich im oberen Teil der Thymus, der als Teil des Immunsystems mitmassiert wird. Die Herzzone wird gesondert massiert, um sich ein genaues Bild zu machen: Ist der Großzehenballen kräftig, dann spricht dies für ein gut funktionierendes Herz, ist der Großzehenballen schwach und der Knochen leicht zu spüren, spricht dies eher für eine geschwächte Herzfunktion.

Den Abschluss bildet die sanfte Massage der Schilddrüsenzone, die sich in der Falte zwischen Großzehe und Großzehenballen fußsohlenseitig befindet. Dort liegt außerdem die Reflexzone der Nebenschilddrüse, die in die Schilddrüse eingebettet ist und deshalb nicht gesondert getastet werden kann. Die Behandlung des Solar plexus und damit des Zwerchfells wurde bereits bei der Vorbereitung der Fußreflexzonenbehandlung besprochen (Schlüssel-ins-Schloss-Griff, → S. 59).

Reflexzonen

Reflexzonen von Atmungsorganen, Herz, Zwerchfell, Solar plexus, Schilddrüse	
Organ/Körperregion	**Lage der Reflexzone**
Nase	Großzehenendglied, großzehenseitig
Nasennebenhöhle	fußsohlen- und fußrückenseits der zweiten bis fünften Zehe
Rachenraum	unterhalb des Großzehennagels
Luftröhre/Bronchien	Großzehengrundgelenk bis zur Hälfte des ersten Mittelfußknochens, kleinzehenseitig
Lunge	Vorfußbereich bis zur Hälfte der Mittelfußknochen 2-5, fußsohlen- und fußrückenseitig
Herz	Großzehenballen, fußsohlenseitig
Zwerchfell/Solar plexus	Linie unterhalb des Vorfußes, fußsohlenseitig und kleine Mulden zwischen Großzehenballen und zweiter Zehe
Schilddrüse/Nebenschilddrüse	in der Falte zwischen Großzehe und Großzehenballen, fußsohlenseitig

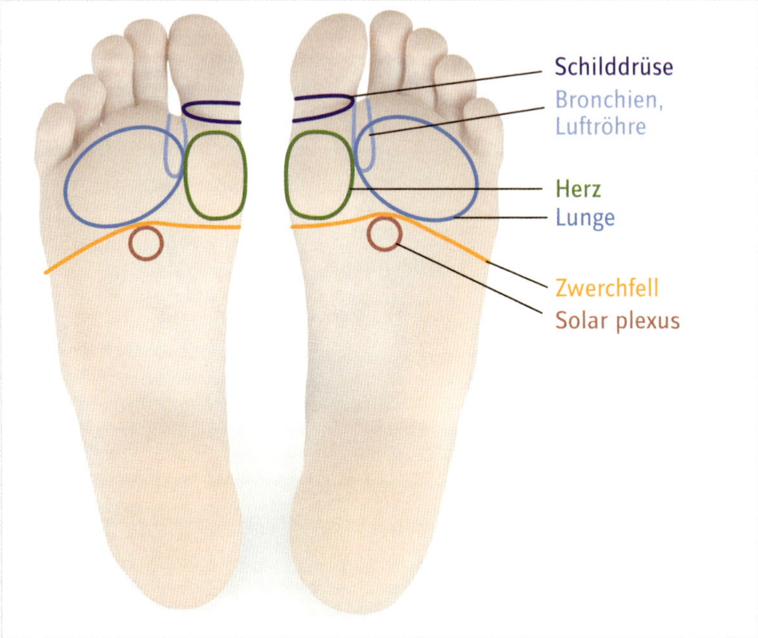

Abb. 10.1: Fuß von unten: obere Organe

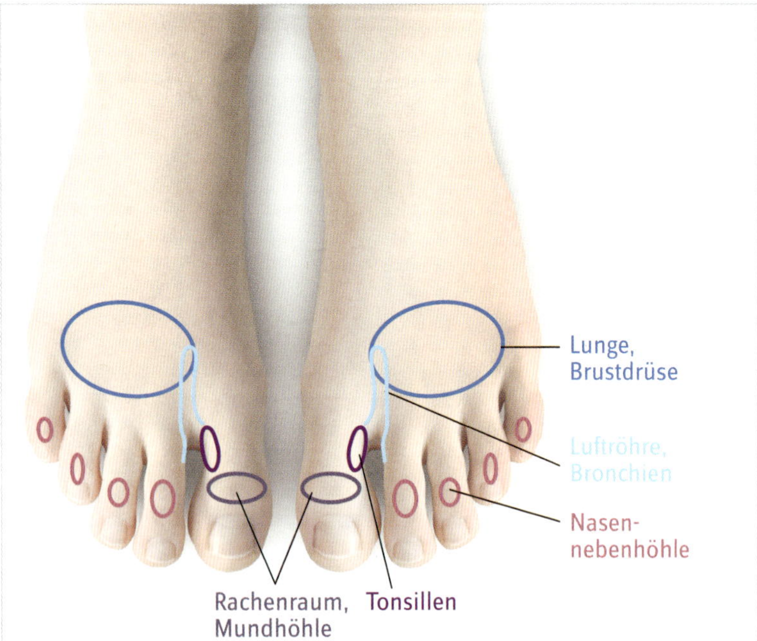

Abb. 10.2: Fuß von oben: obere Organe

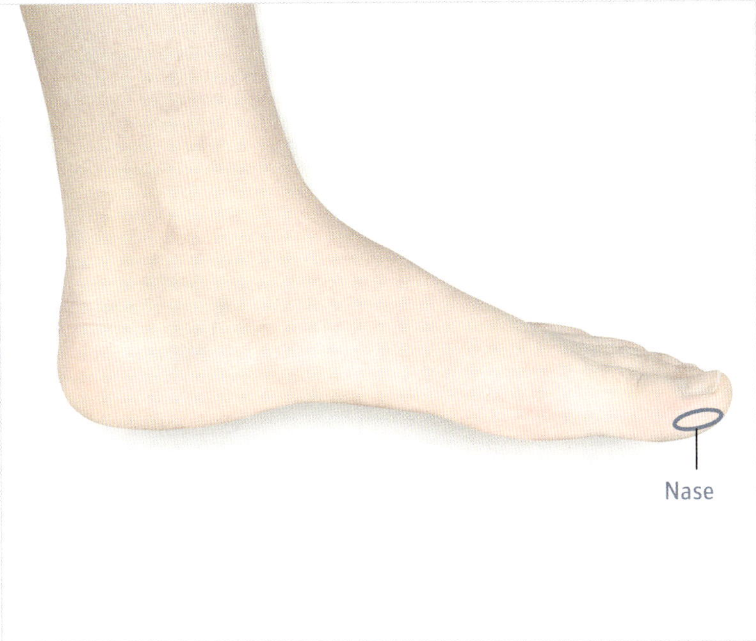

Abb. 10.3: Fuß von medial: obere Organe

Lockerungsgriff »Lungenpresse«

Dieser Griff sieht leicht aus, verlangt aber einiges an Koordination. Bei richtiger Ausführung wirkt er sehr entspannend, besonders bei Patienten mit Atembeschwerden. Die Haltehand wird im Lungengebiet auf den Fußrücken gelegt, die Arbeitshand wird zur Faust geballt und so an der Fußsohle im Lungengebiet platziert, als sollte der Fuß geboxt werden. Der Therapeut drückt mit der Faust gegen den Fuß und benutzt die andere Hand als Bremsblock. Dann wird der Druck verringert und die Hand drückt den Fuß gegen die Faust, die nun als Bremsblock fungiert. Diese Bewegung wird mehrfach wiederholt und der Atmung des Patienten angepasst. Bei der Einatmung des Patienten drückt die Faust gegen die Hand, bei der Ausatmung die Hand gegen die Faust. Das Ziel ist eine gleichmäßige, wellenförmige Bewegung.

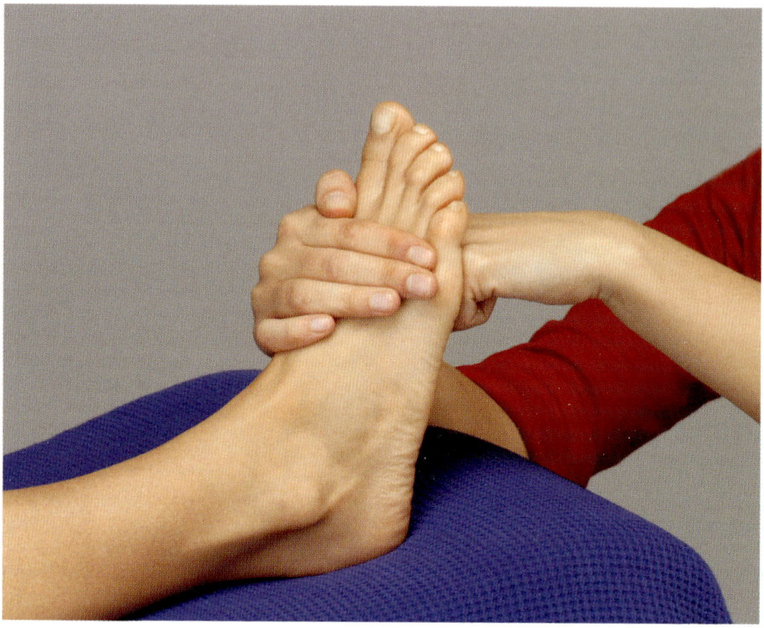

Abb. 11: Lungenpresse

Verdauungstrakt

Das Verdauungssystem nimmt die komplexen Moleküle der Nahrung auf und zerlegt sie in einfachere Bestandteile, die der Körper aufnehmen und für seinen Energie- und Stoffwechsel verwerten kann. Der Prozess beginnt mit der Nahrungsaufnahme und endet mit der Ausscheidung. Das Verdauungssystem ist sozusagen ein langer Kanal, dem an verschiedenen Stellen Sekrete verschiedener Organe zugeführt werden.

Behandlungsschritte

Diesmal beginnt der Therapeut am linken Fuß, da die Reflexzone des Mageneingangs am linken Fuß positioniert ist. Er massiert den Bereich des Großzehengrundgelenks bis zur Hälfte des ersten Mittelfußknochens kleinzehenseitig an der Fußsohle für die Reflexzone der Speiseröhre. Dann umkreist er massierend den linken Großzehenballen, wechselt zum rechten Fuß und massiert unterhalb des Großzehenballens bis zu dessen Ende weiter für die Reflexzonen des Mageneingangs, Magens, Magenausgangs und Zwölffingerdarms. Etwa eine halbe Daumenbreite unterhalb der Magenzone liegt an beiden Füßen die Reflexzone für die Bauchspeicheldrüse. Diese Zone wird nun therapiert. Anschließend massiert der Therapeut im Wechsel mit beiden Daumen den Bereich des gesamten Fußgewölbes beider Füße für die Dünndarmzone.

Danach beginnt die Massage an der rechten Fußsohle oberhalb der Ferse entlang des Würfelbeins kleinzehenseitig bis etwa zur Basis des fünften Mittelfußknochens rechts. Dies ist die Reflexzone des aufsteigenden Dickdarms. Nun erfolgt die Massage quer über beide Füße entlang der Basis der Mittelfußknochen bis etwa zur Basis des fünften Mittelfußknochens links für die Reflexzone des Querkolons.

Damit fließend weitermassiert werden kann, beginnt der weitere Massageschritt in der Mitte der Ferse großzehenseitig, das ist die Reflexzone des Afters, umkreist anschließend die Ferse für die Reflexzone des Rektums und führt entlang des linken Würfelbeins bis zurück zur Basis des fünften Mittelfußknochens links. Hier liegt die Reflexzone des absteigenden Dickdarms. Der Dünndarm wird vom Dickdarm gleichsam wie ein Bilderrahmen umkleidet.

An der rechten Fußsohle unterhalb der Zwerchfellzone ist der Oberrand der Reflexzone für die Leber. Der Seitenrand der Leberreflexzone reicht bis zur Basis des fünften Mittelfußknochens rechts, der Unterrand der Leberreflexzone bildet eine Diagonale von dort bis zur Magenreflexzone. Auf dieser Diagonalen liegt zwischen der dritten und vierten Längskörperzone die Reflexzone für die Gallenblase. Diese Zonen werden ebenfalls mit dem Raupengang massiert.

An der linken Fußsohle unterhalb der Zwerchfellzone liegt in der vierten und fünften Längskörperzone die Reflexzone der Milz, die ebenfalls massiert wird. Zum Abschluss wird die Achillessehne beider Füße massiert. Dort befinden sich an der medialen Seite die Bezugszonen für den Verdauungstrakt und an der lateralen Seite die Bezugszonen für den Urogenitaltrakt. Bezugszonen haben anatomisch keine direkte Verbindung zu den Organen, sondern sind sozusagen Reflexzonen in den Reflexzonen. Sie reagieren über Nerven, Bänder und Energieleitbahnen organbezüglich mit.

Hinweis: Patienten, bei denen die Reflexzonen am Magenein- und -ausgang sowie die Reflexzone des Analbereiches empfindlich reagieren, haben dort nicht zwangsläufig organische Störungen. Da es sich um Ringmuskeln handelt, sind dies vielmehr Menschen, die zu Problemen mit Öffnen und Schließen, mit Geben und Nehmen, mit Aufnehmen und Loslassen neigen.

Der Lockerungsgriff erfolgt erst nach der Behandlung des Urogenitaltraktes.

Reflexzonen

Reflexzonen des Verdauungstraktes	
Organ/Körperregion	**Lage der Reflexzone**
Mundhöhle	unterhalb des Großzehennagels
Zähne	fußrücken- und fußsohlenseitig an der zweiten bis fünften Zehe
Speiseröhre	Großzehengrundgelenk bis zur Hälfte des ersten Mittelfußknochens, kleinzehenseitig
Magen	daumenbreit unterhalb des Großzehenballens links und rechts, wobei der Mageneingang am linken Fuß und der Magenausgang am rechten Fuß liegt
Zwölffingerdarm	fingerbreit unterhalb der Magenzone am rechten Fuß
aufsteigender Dickdarm	am rechten Fuß im äußeren (lateralen) Drittel der Fußsohle, oberhalb der Ferse, entlang des Würfelbeins kleinzehenseitig bis zur Basis des fünften Mittelfußknochens
Querkolon	von der Basis des fünften Mittelfußknochens rechts, entlang der Basis aller Mittelfußknochen bis zur Basis des fünften Mittelfußknochens links
absteigender Dickdarm	fußsohlenseitig am linken Fuß, von der Basis des fünften Mittelfußknochens, entlang des Würfelbeins kleinzehenseitig bis zur Ferse
Rektum (Mastdarm)/ Sigmoid	fußsohlenseitig am linken Fuß, um die Fersenzone herum bis zum Fersenbein großzehenseitig

Reflexzonen des Verdauungstraktes	
After (Anus)	an der Fußinnenseite (medial) in der Mitte beider Fersenbeine
Bauhin-Klappe/Blinddarm (Appendix)	am rechten Fuß im äußeren (lateralen) Drittel der Fußsohle, einen Daumen breit oberhalb der Ferse
Dünndarm	fußsohlenseitig im Fußgewölbe innerhalb der Reflexzonen des Dickdarms
Leber	fußsohlenseitig rechts, Oberrand: unterhalb der Zwerchfellzone, Seitenrand: von dort bis zur Basis des fünften Mittelfußknochens rechts, Unterrand: Diagonale von der Basis des fünften Mittelfußknochens rechts bis zur Magenreflexzone
Gallenblase	fußsohlenseitig am rechten Fuß; auf dem Unterrand der Leberreflexzone zwischen der dritten und vierten Längskörperzone
Bauchspeicheldrüse (Pankreas)	zwischen Magen- und Querdarmzone – nur bei Störungen zu ertasten
Bezugszone Verdauungstrakt	medialer Achillessehnenrand

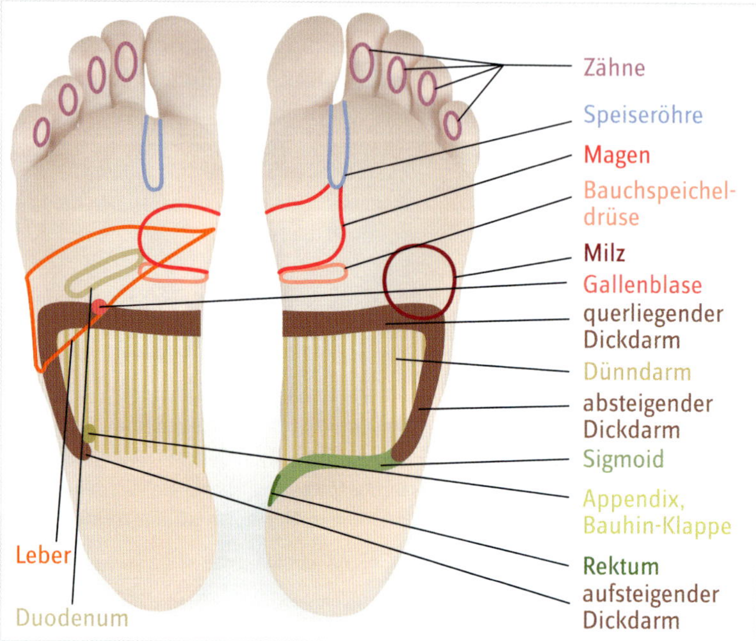

Abb. 12.1: Fuß von unten: Verdauungstrakt

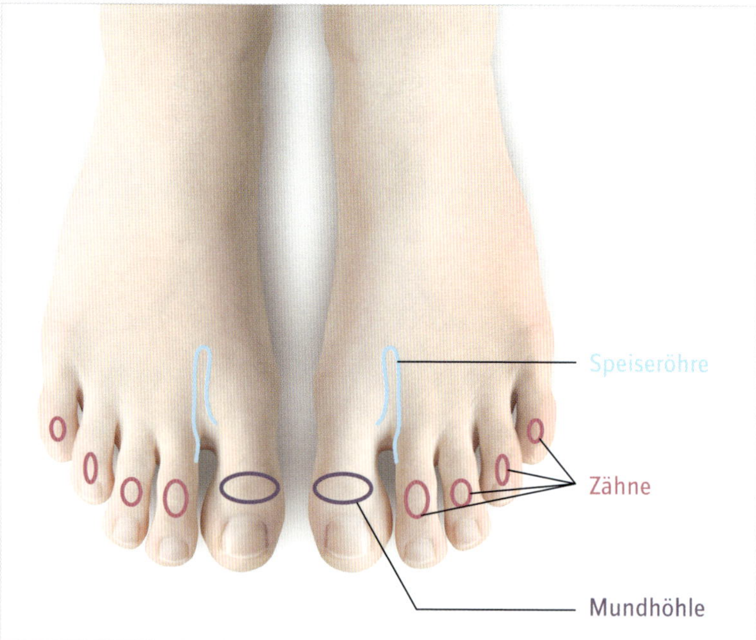

Abb. 12.2: Fuß von oben: Verdauungstrakt

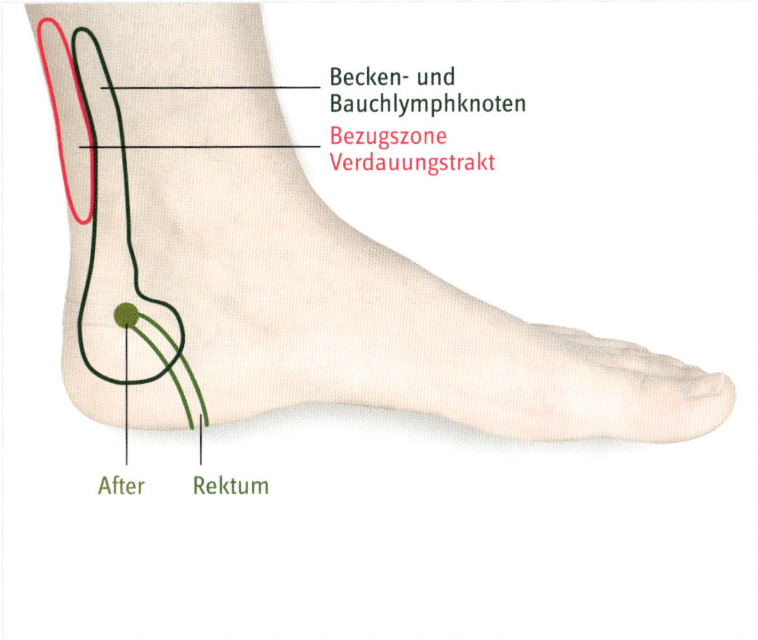

Abb. 12.3: Fuß von medial: Verdauungstrakt

Urogenitaltrakt

Die Harnwege sind das wichtigste Ausscheidungssystem des Körpers, wobei die Nieren die wichtigsten Organe des Harnsystems sind. Sie dienen sowohl der Flüssigkeitsregulierung des Körpers als auch der Blutreinigung. Die Filtertätigkeit der Nieren beginnt mit der Trennung der Flüssigkeit vom Blut. Diese Flüssigkeit wird dann geteilt in Ausscheidungsstoffe und lebensnotwendige Substanzen, die absorbiert werden. Die Nieren regulieren den Säure- und Basenhaushalt der Körperflüssigkeiten. Die Sexualhormone werden vorwiegend in den Keimdrüsen gebildet und beeinflussen die Fortpflanzung, den Geschlechtstrieb, die Geisteskräfte und die physische Entwicklung. Hormone der Nebennieren spielen unter anderem eine wichtige Rolle beim Versuch des Körpers mit Stress, Entzündungen und Allergien fertig zu werden.

Behandlungsschritte

So wie die Urogenitalorgane paarig bzw. mittig im Körper angelegt sind, finden sich auch ihre Reflexzonen an beiden Füßen. Die Behandlung beginnt durch Ausstreichungen für die Bezugszone des Urogenitaltraktes am lateralen Achillessehnenrand. Anschließend hält die Haltehand die Ferse, während der Daumen der Arbeitshand vom Innenknöchel quer über den Fußrücken zum Außenknöchel massiert.

Hier liegt die Reflexzone für die Leistenlymphknoten. Dann wechseln Halte- und Arbeitshand und der Daumen massiert nun einen Daumen breit unterhalb des Außenknöchels quer über den Fußrücken bis zum Innenknöchel, ebenfalls einen Daumen breit tiefer. Dies sind die Reflexzonen für Eierstock bzw. die Bezugszone Hoden - der Hoden kommt entwicklungsgeschichtlich aus dem Bauchraum -, die Reflexzonen von Eileiter/Leistenkanal sowie Gebärmutter/Hoden/Prostata. Nun wird die weiche Zone unterhalb des Innenknöchels, zwischen Sprung-, Kahn- und Fersenbein, für die Blasenreflexzone massiert.

Danach wird entlang der Großzehenbeugersehne kleinzehenseitig bis etwa zur Basis der Mittelfußknochen 2 und 3 massiert. Hier sind die Harnleiter- und die Nierenreflexzone positioniert. Nachdem die Blase gemäß ihrer Eigendynamik ein »harnansaugendes« Organ ist, ist die Massage entgegen der physiologischen Funktion kein Problem; das Arbeiten in dieser Reihenfolge ist fließender. Dann wird der massierende Daumen ein wenig seitwärts hoch in Richtung Großzehe gekippt, um dort die Reflexzone der Nebennieren weiter zu massieren.

Reflexzonen

Reflexzonen des Urogenitaltraktes	
Organ/Körperregion	**Lage der Reflexzone**
Leistenlymphknoten	vom Innenknöchel quer über den Fußrücken zum Außenknöchel
Eierstock/Bezugszone Hoden	einen Daumen breit unterhalb des Außenknöchels

Reflexzonen des Urogenitaltraktes	
Eileiter/Leistenkanal	einen Daumen breit unterhalb des Außenknöchels, quer über den Fußrücken bis einen Daumen breit unterhalb des Innenknöchels
Gebärmutter/Hoden/Prostata	einen Daumen breit unterhalb des Innenknöchels
Harnröhre	unterhalb der Innenknöchel zwischen Gebärmutter/Hoden/Prostata- und Blasenzone
Blase	unterhalb der Innenknöchel, zwischen Sprung-, Kahn- und Fersenbein
Harnleiter	entlang der Großzehenbeugersehne, kleinzehenseitig
Nieren	Basis der Mittelfußknochen 2 und 3
Nebennieren	oberhalb der Nierenzone, großzehenseitig etwas seitwärts hoch
Bezugszone Urogenitaltrakt	lateraler Achillessehnenrand
Becken-/Bauchlymphzone	Fersenbein innen und außen (medial und lateral)

Lockerungsgriff »Knöchelhaken«

Bei richtiger Anwendung hat dieser Griff eine entspannende Wirkung. Er bringt die gesamte Bauchlymphe in Schwingung. Der Therapeut muss dabei beide Handflächen in den hinteren Fersenseiten derart »einhaken«, dass er mit den Handflächen die Sprungbeine fest bedeckt. Die Sprunggelenke dienen als Drehachse. Mit einer kleinen Drehbewegung bringt der Therapeut den Fuß derart in Schwingung, dass sich seine Umrisse vor seinen Augen verwischen.

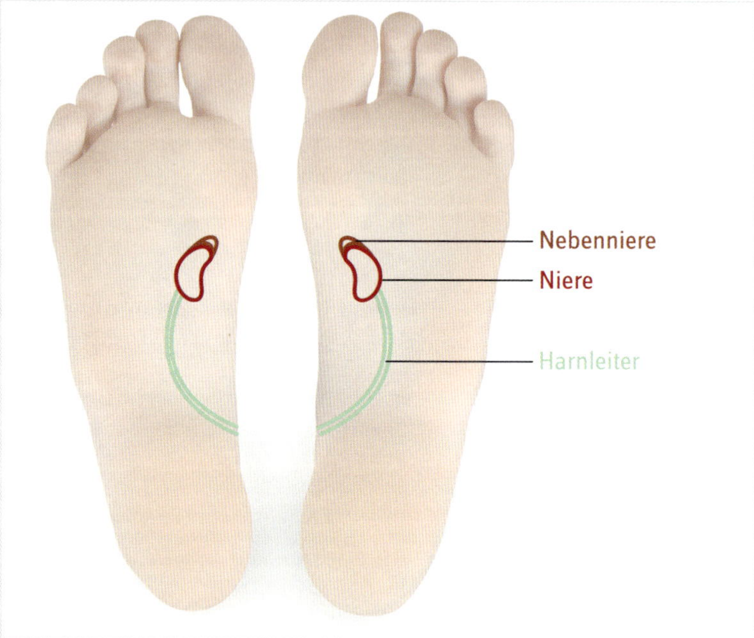

Abb. 13.1: Fuß von unten: Urogenitaltrakt

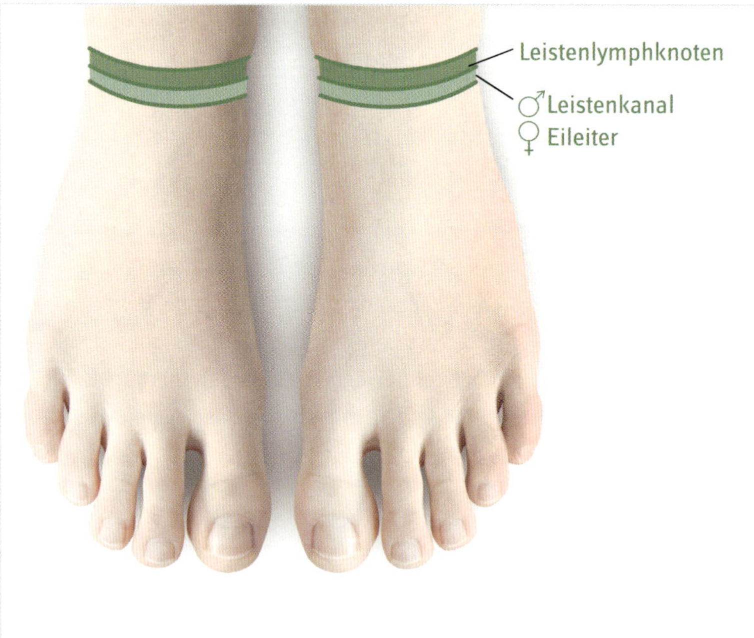

Abb. 13.2: Fuß von oben: Urogenitaltrakt

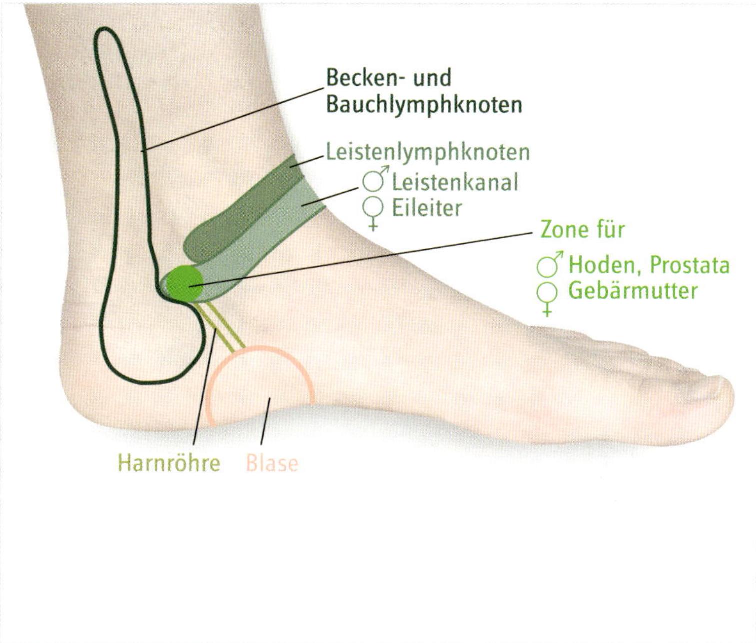

Abb. 13.3: Fuß von medial: Urogenitaltrakt

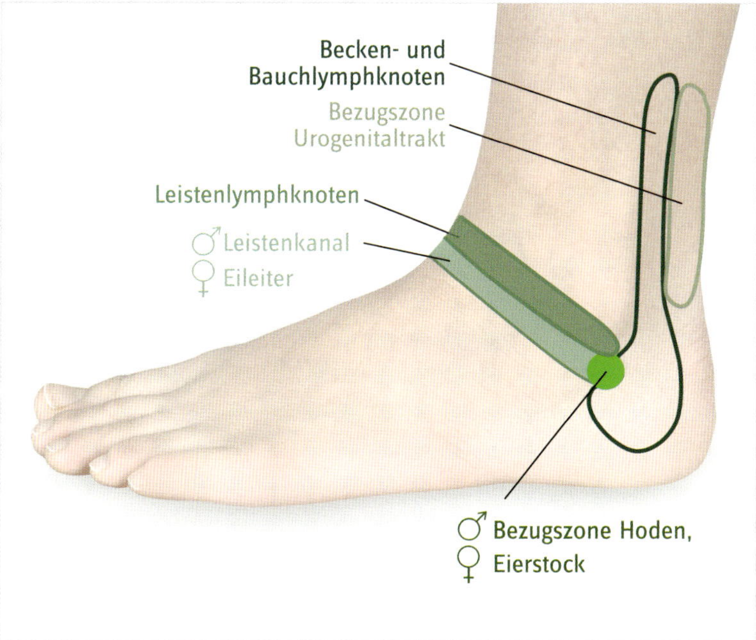

Abb. 13.4: Fuß von lateral: Urogenitaltrakt

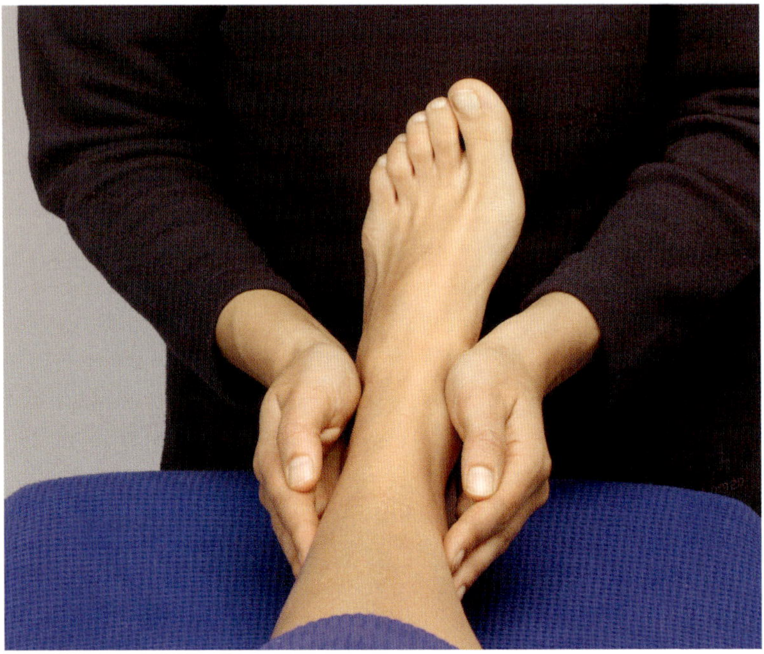

Abb. 14: Knöchelhaken

Lymphatische Organe

Das lymphatische System ist ein Netz von dünnwandigen Gefäßen, die sich mit Ausnahme des Zentralnervensystems in allen Bereichen des Körpers befinden. Die Gefäße enthalten die Lymphflüssigkeit, welche sämtliche Körperzellen umspült und sie mit den Nährstoffen aus dem Dünndarm nährt. Die Lymphflüssigkeit wird in den Lymphknoten gefiltert und durch Kontraktion der umgebenden Muskulatur weiterbefördert. Das lymphatische System arbeitet mit dem venösen System zusammen, um die beim Zellstoffwechsel anfallenden Abfallprodukte abzutransportieren.

Behandlungsschritte

Die lymphatischen Organe werden im Zuge der Fußreflexzonentherapie der anderen Organsysteme behandelt und werden an den entsprechenden Stellen beschrieben. Ergänzend werden hier alle lymphatischen Organe zusammenfassend dargestellt.

Reflexzonen

Die folgende Abbildung und Tabelle geben einen Überblick über die Reflexzonen der lymphatischen Organe.

Reflexzonen der lymphatischen Organe	
Organ/Körperregion	**Lage der Reflexzone**
Waldeyer-Rachenring	unterhalb des Großzehennagels
Kopflymphe/Halslymphknoten	Schwimmhäute in allen Zehenzwischenräumen
Tonsillen	Großzehengrundgelenk, kleinzehenseitig
Axillarlymphknoten	Kleinzehengrundgelenk, fußrückenseitig
Brustdrüsen	fußrückenseitig, Vorfuß bis zur Hälfte der Mittelfußknochen 2–5
Thymus	fußrückenseitig, im Bereich des ersten Mittelfußknochens
Appendix	fußsohlenseitig, ein Daumen breit oberhalb der rechten Ferse
Milz	fußsohlenseitig, unterhalb der linken Zwerchfellzone, in der Längskörperzone 4 und 5
Leistenlymphknoten	vom Innenknöchel quer über den Fußrücken bis zum Außenknöchel
Becken- und Bauchlymphknoten	am inneren und äußeren Fersenbereich sowie entlang der Achillessehne, parallel zu den Bezugszonen des Verdauungs- und Urogenitaltraktes

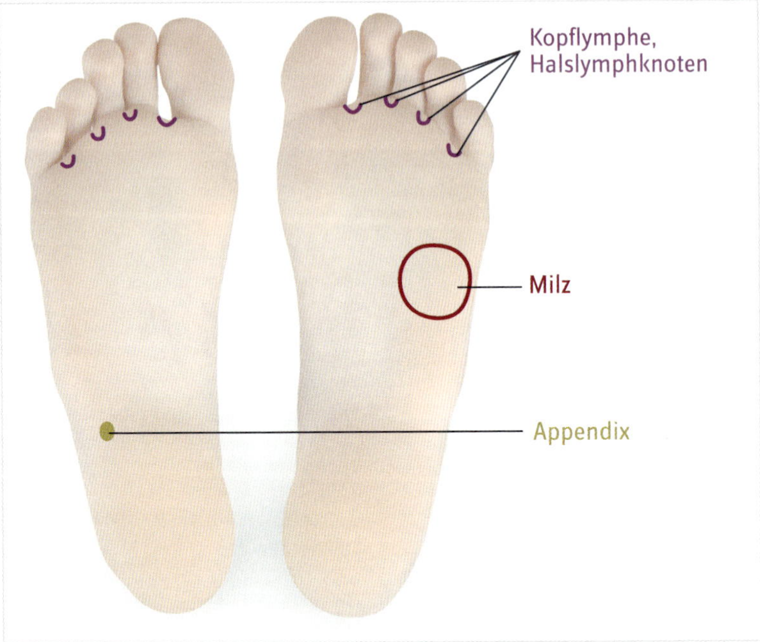

Abb. 15.1: Fuß von unten: Lymphatische Organe

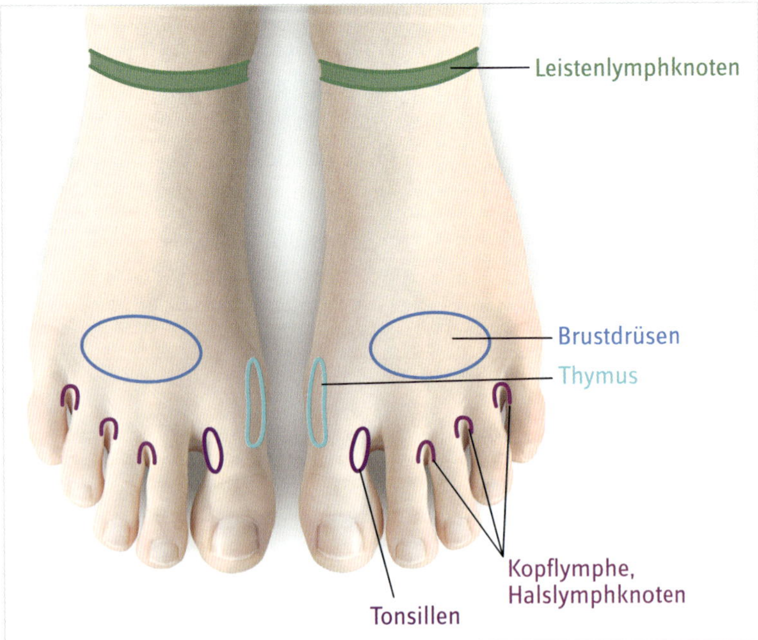

Abb. 15.2: Fuß von oben: Lymphatische Organe

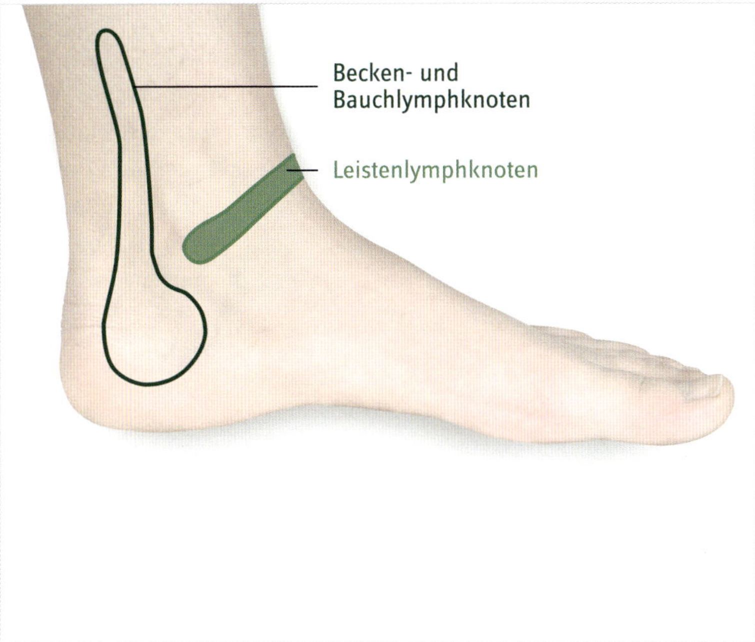

Abb. 15.3: Fuß von medial: Lymphatische Organe

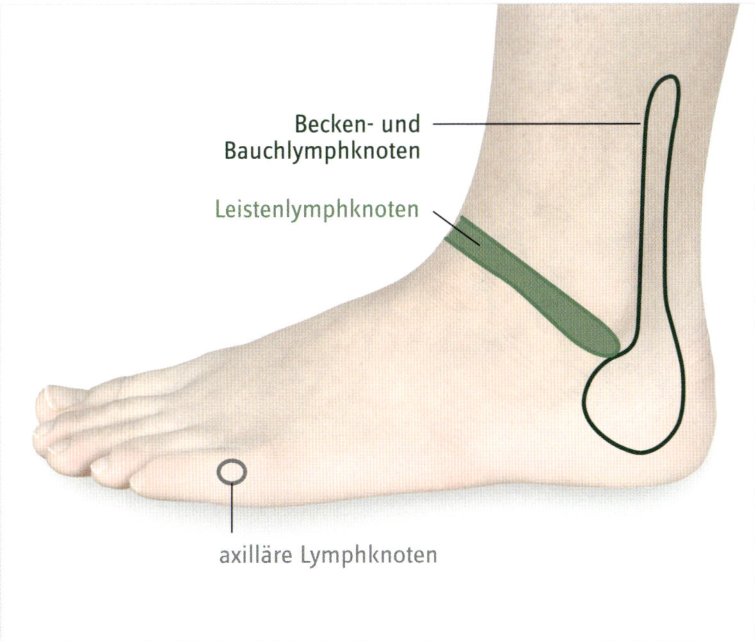

Abb. 15.4: Fuß von lateral: Lymphatische Organe

Innersekretorisches System

Die innersekretorischen Drüsen fungieren als Regulatoren. Gemeinsam mit dem Zentralnervensystem regeln sie die komplexen Körperaktivitäten. Sie haben keinen Abfluss nach außen; sie sondern ihre Botenstoffe, die Hormone, direkt in den Blutkreislauf ab. Störungen dieser Drüsen führen entweder zur Über- oder Unterfunktion. Diese können von einer einfachen, allgemeinen gesundheitlichen Beeinträchtigung über Stoffwechselprobleme bis hin zur manifesten Erkrankung reichen.

Der Hypothalamus verbindet das Zwischenhirn mit dem Hormonsystem. Er ist die oberste Zentrale des endokrinen Systems und reguliert unter anderem die Körpertemperatur, den Wasserhaushalt, den Schlafrhythmus, Hunger, Durst und das Sexualverhalten. Unmittelbar daneben liegt die dem Hypothalamus direkt untergeordnete Hypophyse. Sie ist als übergeordnete Drüse des neuroendokrinen Systems anzusehen. Ihre Aufgaben sind entsprechend vielfältig: Regulation des Knochen- und Gewebewachstums, des Stoffwechsels, aller anderen innersekretorischen Drüsen, der Herz- und Kreislauffunktionen, des Wasserhaushaltes, der sexuellen Reife und der Fortpflanzung.

Die innersekretorischen Drüsen werden größtenteils bei den Behandlungsschritten der verschiedenen Organbereiche besprochen. Ergänzend werden hier alle innersekretorischen Organe im Überblick dargestellt.

Behandlungsschritte

Die innersekretorischen Organe werden im Zuge der Fußreflexzonentherapie der anderen Organsysteme behandelt und dort beschrieben.

Reflexzonen

Reflexzonen des innersektretorischen Systems	
Organ/Körperregion	**Lage der Reflexzone**
Hypothalamus	an der Mitte der Zehenspitze beider Großzehen
Hypophyse	im Zentrum der Hautrillen der Großzehenbeeren
Schilddrüse/Nebenschilddrüse	in der Falte zwischen Großzehe und Großzehenballen, fußsohlenseitig
Nebennieren	oberhalb der Nierenzone, etwas seitwärts hoch großzehenseitig
Bauchspeicheldrüse	zwischen Magen- und Querdarmzone, nur bei Störungen tastbar

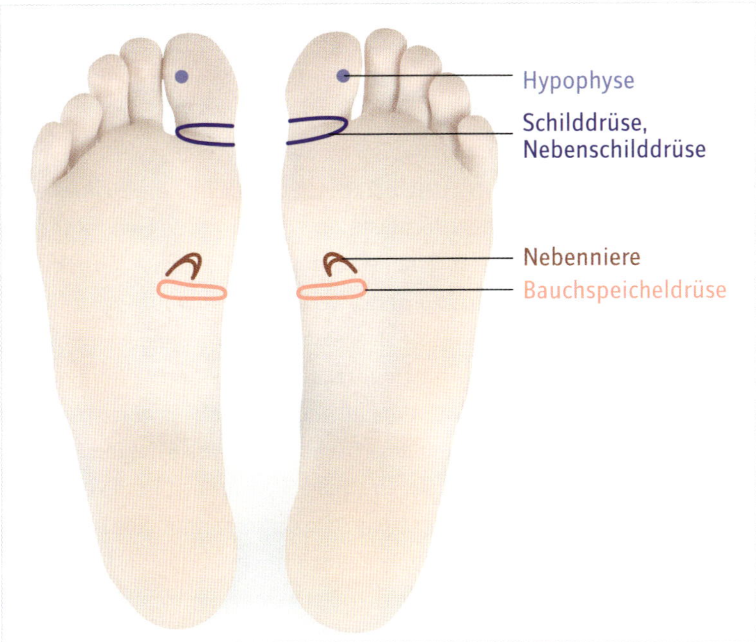

Abb. 16.1: Fuß von unten: Innersekretorische Organe

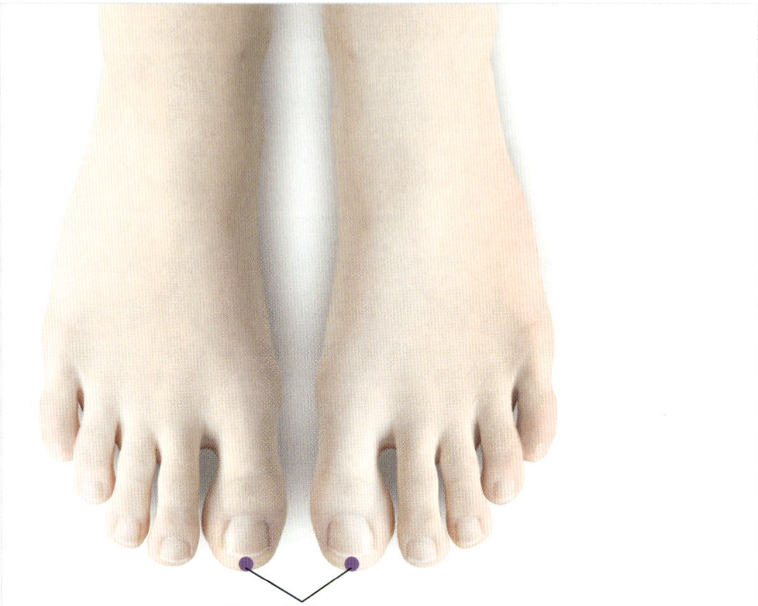

Abb. 16.2: Fuß von oben: Innersekretorische Organe

Kopfzonen

In den Kopfzonen befinden sich das Zentralnervensystem sowie die Sinnesorgane. Das Gehirn ist der zentrale Computer, der sowohl die willkürlichen als auch die unwillkürlichen Körpersysteme steuert. Das Gehirn besteht aus zwei Hälften. Die linke Hirnhälfte kontrolliert die rechte Körperhälfte, die rechte Hirnhälfte die linke Körperhälfte. Diese Überkreuzung ist für die Fußreflexzonentherapie wichtig, denn sie stellt eine wichtige Ausnahme in der Zonentheorie dar. Wenn sonst der rechte Fuß die rechte Körperhälfte und der linke Fuß die linke Körperhälfte widerspiegelt, so zeigen sich bei nervenbedingten Störungen in der einen Gehirnhälfte ihre Symptome auf der entgegengesetzten Körperhälfte. Bei einem Schlaganfall z. B. ist die Großzehe auf der der Lähmung entgegengesetzten Seite schmerzempfindlich. Bei energetischen Störungen, z. B. Sehstörungen durch Übermüdung, zeigen sich die Symptome dagegen in der seitengleichen Reflexzone. Bei der Projektion der Kopfzone auf die reflektorischen Fußbereiche liegt eine Besonderheit vor: In jeder Großzehenbeere findet sich der ganze Kopf als Übersicht, in allen anderen Zehen gemäß den vertikalen Körperzonen (→ S. 19) ein jeweiliger Längsschnittes des Kopfes wieder.

Behandlungsschritte

Die zweite bis fünfte Zehe werden von der Kleinzehe beginnend mit einem von Zeigefinger und Daumen gleichzeitig ausgeführten Raupengang massiert, sowohl fußrücken- und fußsohlenseitig, als auch großzehen- und kleinzehenseitig. Die Fußsohlen- und Fußrückenseite der zweiten bis fünften Zehe stehen für die Reflexzonen der Zähne und Nasennebenhöhlen, wobei die Zahneinteilung nach den entsprechenden Längskörperzonen vorgenommen werden sollte. Die Großzehen- und Kleinzehenseite der zweiten und dritten Zehe sowie die darunter liegenden Zehenfalten reflektieren die Augenzonen; die Großzehen- und Kleinzehenseite der vierten und fünften Zehe sowie die darunter liegenden Zehenfalten reflektieren die Ohrenzonen. Anschließend werden alle Zehenspitzen massiert, wiederum von der Kleinzehe beginnend bis zur Großzehe. Hier sind die Reflexzonen des Schädeldaches sowie auf der Großzehenspitze die Reflexzone des Hypothalamus projiziert. Die Massage kommt einem »Kopfkraulen« gleich und erfasst damit den gesamten Kopfhöhlenbereich. Beendet wird die Massage mit der Behandlung der Hypophysenzone, die sich im Zentrum der Hautrillen der Großzehenbeeren befindet.

Reflexzonen

Reflexzonen der Kopfzonen	
Organ/Körperregion	**Lage der Reflexzone**
Zähne/Nasennebenhöhlen	fußrücken- und fußsohlenseitig an der zweiten bis fünften Zehe
Augen	großzehen- und kleinzehenseitig an der zweiten Zehe - bei Kurzsichtigkeit - und dritten Zehe - bei Weitsichtigkeit, bei Augenlähmung am jeweils anderen Fuß im Bereich der zweiten und dritten Zehen
Bezugszone Auge	fußsohlenseitige Hautfalte unterhalb der zweiten und dritten Zehe
Ohren	großzehen- und kleinzehenseitig an der vierten Zehe - entspricht den Innenohr - und fünften Zehe - entsprechend dem Außenohr
Bezugszone Ohr	fußsohlenseitige Hautfalte unterhalb der vierten und fünften Zehe

Reflexzonen der Kopfzonen	
Hypophyse	im Zentrum der Hautrillen der Großzehenbeeren
Hypothalamus	an der Mitte der Zehenspitze beider Großzehen
Schädeldach	alle Zehenspitzen
Kopflymphe/Halslymphknoten	Schwimmhäute in allen Zehenzwischenräumen

Von ihrer anatomischen Lage her gehören auch der Processus mastoideus (→ S. 64), die Mundhöhle (→ S. 73) sowie die Nase zu den Kopfzonen. Diese werden jedoch an anderer Stelle, z.B. die Nase beim Atemtrakt (→ S. 69), mitbehandelt und entsprechend dort besprochen.

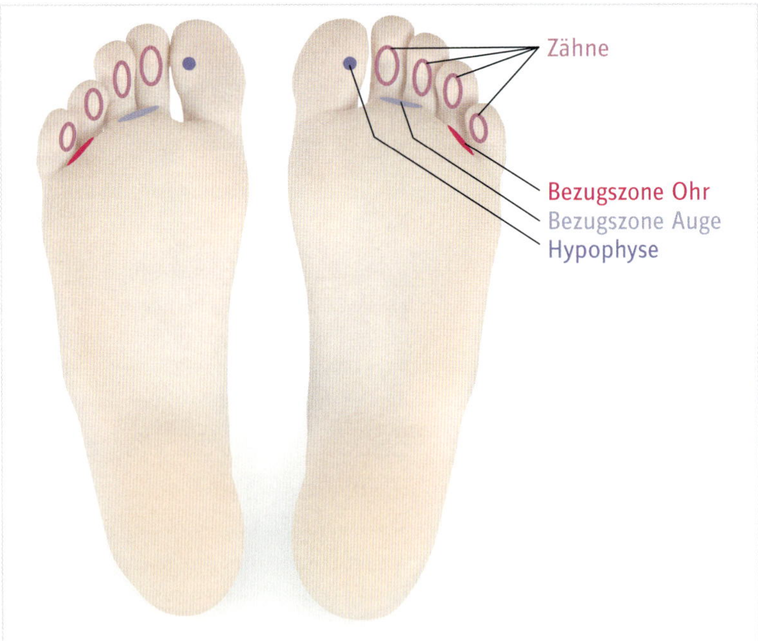

Abb. 17.1: Fuß von unten: Kopfzonen

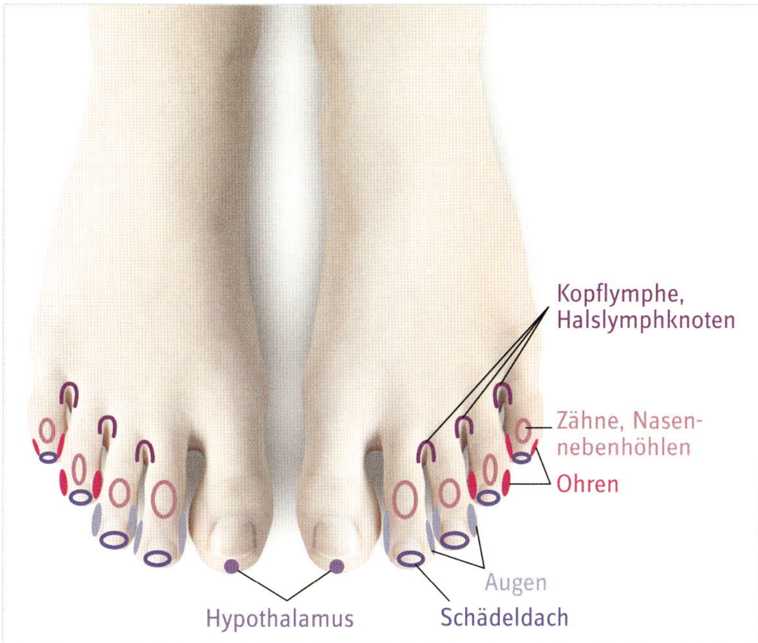

Abb. 17.2: Fuß von oben: Kopfzonen

Lockerungsgriff »Fußausstreichungen«

Bei dieser abschließenden Behandlung können nun ein Öl, eine Creme oder ähnlich Angenehmes eingesetzt werden. Wichtig ist, dass nicht zu viel Öl oder Creme aufgetragen wird, da sonst der Fuß durch den Flüssigkeitsfilm wieder auskühlt. Als besonders angenehm werden weich kreisende Ausstreichungen im Energieverlauf der Meridiane empfunden. Das bedeutet, dass der Therapeut an der Fußaußenseite, ab einer handbreit oberhalb der Außenknöchel, über den Fersenbereich auf die Zehen zu massiert, anschließend die Zehen einzeln massiert, um danach an der Fußinnenseite auf den Körper zu zu massieren. Eine Massage entlang des Schienbeins mit abschließender beidhändiger Ausstreichung über die Zehenspitzen hinaus, beendet die Behandlung.

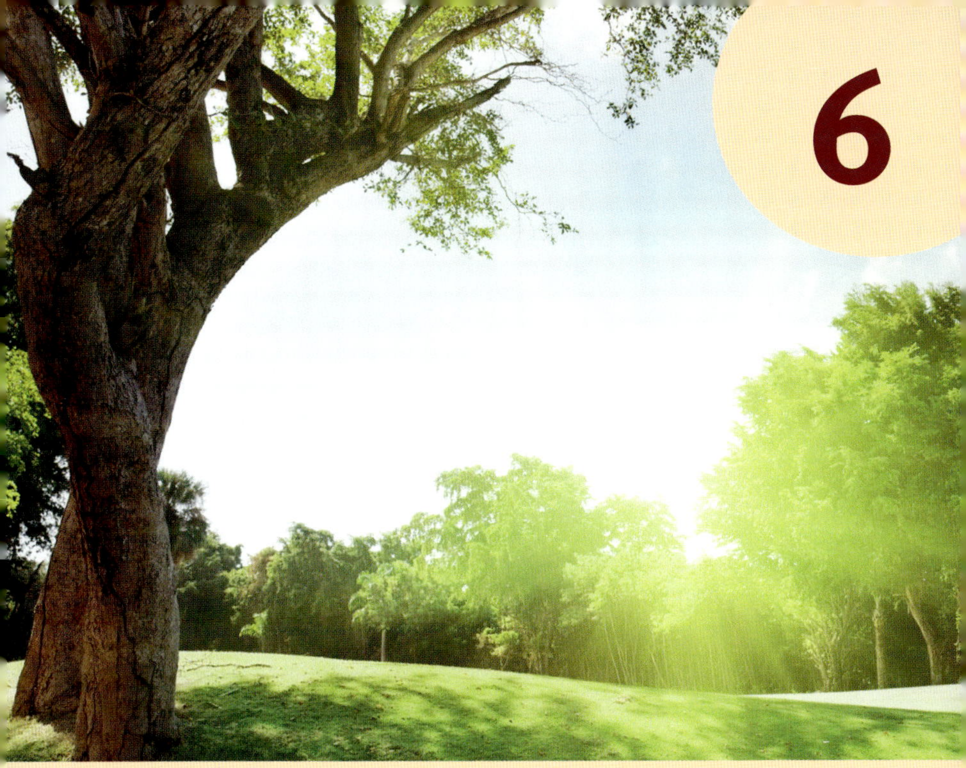

6

Elementenlehre

Energetisches Grundpotential 94
Elemente am Fuß. 95

Die Welt besteht aus den Elementen Erde, Wasser, Feuer und Luft. Der Mensch besteht als Mikrokosmos in diesem Makrokosmos ebenfalls aus diesen Elementen. Die Auseinandersetzung mit den Elementen in ihrer Ursprünglichkeit, ist eine Auseinandersetzung mit dem Menschen in seiner Ganzheit. Sie ermöglicht dem Therapeuten, sich dem Patienten mit viel Einfühlungsvermögen jenem oft vernachlässigten Gebiet zwischen Körper und Seele zu nähern und ihm zu helfen, sich in seiner einmaligen Persönlichkeit anzunehmen.

Dr. Rüdiger Dahlke schreibt zu den vier Elementen: »Das Erdelement, das unsere Körperform bestimmt, ist auch in der Welt Grundlage aller Form. Es schafft Berge, Täler, formt das Relief jeder Landschaft und gibt der Erdkugel ihr Gesicht. Seine Felsen modellieren bizarre Traumgestalten, seine Dünen weiche, fließende Körperformen. Das Wasserelement, das der Seele und den Emotionen nahe steht, begegnet uns viel häufiger und eigentlich überall - innen und außen ist es ständig mit uns: im einzelnen Regentropfen, jedem Bach und im Ozean, der den Rhythmus des Lebens in seinem Wagen bewegt. Jede Welle zeichnet das Rad des Lebens nach - jenes Mandala, in dem alles liegt - jedes Atom, jede Zelle und die ganze Erdkugel. Das Feuerelement, das unsere Mitte beherrscht - die der Erde und die eigene - kommt uns in Feuerwerksfontänen von Vulkanen nahe und in ihrem heißen Ausfluss, der wie feuerspeiende Drachen seine Glutspur in die Täler zieht. Das alles verbindende Luftelement, das uns in jedem Moment mit der Welt in Kontakt bringt, hält uns atmend mit allen Lebewesen in einem großen, weltumfassenden Verbund: mit grünen Pflanzen und anderen Menschen, mit wilden Tieren und den Vögeln des Luftreiches. Und schließlich - nach der Reise durch die Welt der vier Elemente - kommt noch ein fünftes hinzu: der Äther. Er ist auf mystische Weise mit dem Schicksal und der einzigartigen Persönlichkeit eines jeden Individuums verbunden. Er vereint uns alle in einem einzigen Kosmos, und gleichzeitig trennt er uns auch in einzelne Lebewesen.«

Energetisches Grundpotential

Die erste Zelle des Embryos besteht aus den Energien der Eltern und enthält alle Informationen für ein vollständiges Individuum. Ebenso wie jedes Elternteil enthält die erste embryonale Zelle alle vier Elemente. Letztendlich umfasst jede menschliche Zelle alle vier Elemente in einer individuellen Mischung. Die Gesamtmischung aller Körperzellen und die daraus resultierende Vielfalt der Variationen macht das einzigartige Individuum aus. Es sind diese verschiedenen Kombinationen, die eine Persönlichkeit auf allen Ebenen entstehen lassen. Die Mischung der Elemente prägt dabei die spezifische Vitalenergie bzw. das energetisches Grundpotential eines jeden Menschen. Diese Energie existiert sowohl im Körper als auch um ihn herum. Sie ist sicht- und messbar und unter den Namen Aura, kosmisches Ei, Biofeld oder Ähnlichem bekannt.

So wie jede Zelle ihre eigene Energie hat, braucht jeder Bereich des menschlichen Körpers seine eigene spezifische Energiefrequenz, um harmonisch arbeiten und voll funktionstüchtig sein zu können. Daraus entstehen seine Bedürfnisse, die in sein Wesen eingeprägt sind. Kann das individuelle Grundpotential verwirklicht werden, so schafft es Harmonie und Erfüllung, es schenkt Vitalität und Lebensfreude. Das bedeutet Gesundheit auf allen Ebenen: mental, emotional, physisch und spirituell. Unverwirklichtes Grundpotential führt zu Disharmonien. Es entsteht ein Überschuss oder Mangel in körperlichen und seelischen Bereichen. Leiden, Schmerz, Frustration und organische Erkrankungen sind die Folge. Jedes Symptom des Leidens will also eine fehlende Verwirklichung des energetischen Grundpotentials anzeigen. Es weist auf eine fehlende Korrespondenz hin zwischen der Realität, die der Mensch erfährt, und den Bedürfnissen, die in sein Wesen eingeprägt sind. Umwelt, Kultur, Erziehung und Gewohnheiten können den Menschen davon abbringen, sein energetisches Grundpotential zu leben.

Bei unserer Geburt bringen wir ein bestimmtes energetisches Grundpotential in Form der vier Elemente mit uns. Unser energetisches Grundpotential wird dabei von den Anteilen der verschiedenen Elemente sowie ihrer Verteilung geprägt. Wie die verschiedenen Elemente bei uns ausgeprägt sind, ob z. B. ein bestimmtes Element eher im Mangel oder im Überschuss vorhanden ist, spiegelt sich alles am Fuß wider. Daher sagt die Ausprägung der Elemente am Fuß viel über das energetische Grundpotential eines Menschen aus.

Elemente am Fuß

In der Fußanalyse kann der Therapeut vier Energiequalitäten unterscheiden, die den Elementen Erde, Wasser, Feuer und Luft zugeordnet sind. Diese verbinden sich miteinander, um Leben möglich zu machen. Keine dieser Energien kann unabhängig von den anderen bestehen. Das Gleichgewicht zwischen den Elementen charakterisiert den Menschen als Individuum. Es sind die verschiedenen Kombinationen, die eine Persönlichkeit auf allen Ebenen entstehen lassen. In den meisten Menschen ist ein Element dominant vertreten. Dadurch werden die Form sowie die Haut- und Knochenbeschaffenheit des Fußes geprägt. Die Aufteilung der Elemente am Fuß und Körper wird vertikal vorgenommen: von der Erde, die mit den Füßen berührt wird, über das Wasser und Feuer, bis hin zur Luft und zum Himmel, die der Kopf repräsentiert.

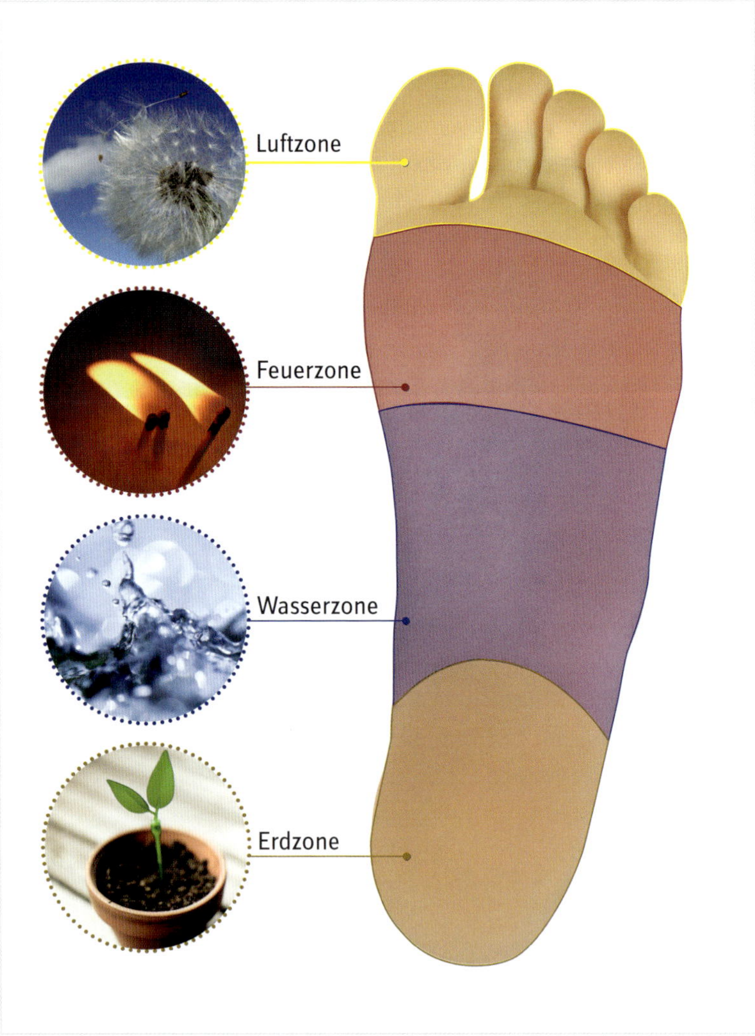

Abb. 18: Elemente am Fuß

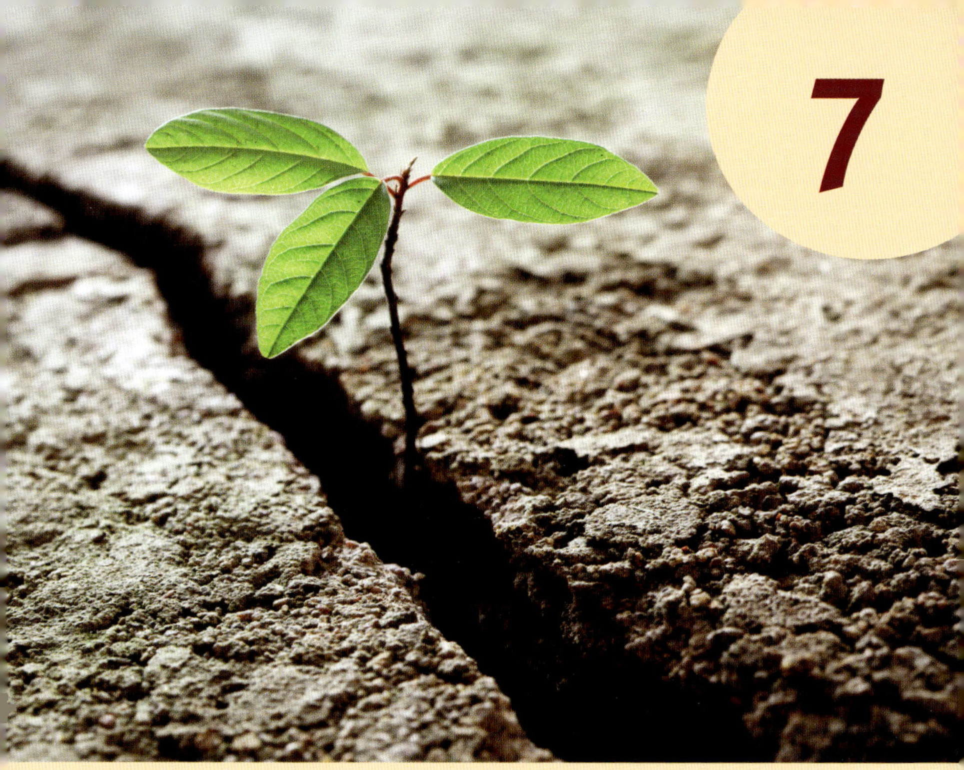

7

Erdelement am Fuß

Knochenskelett ... 98
Rektum und After ... 99
Harnblase ... 99
Ovarien, Tuben und Uterus ... 100
Hoden und Prostata ... 101
Allgemeine Zeichen am Fuß ... 102
Erddominanter Mensch ... 103
Erkrankungstendenzen ... 104
Therapie ... 105

Das Erdelement ist ein weibliches, passives Element. Das Hauptmerkmal des Erdelements ist die Fähigkeit, zu absorbieren und zu empfangen. Es steht für Körperlichkeit, Stabilität, Verwurzelt-Sein, Häuslichkeit, Ausdauer, Sexualität, Fruchtbarkeit, Überlebenstrieb, Erhaltung der Art und Urinstinkte. Das Erdelement ist undynamisch und langsam. Es ist verbunden mit den Ausscheidungen des Körpers - nicht mehr gebrauchtes Material wird ausgeschieden. Damit steht das Erdelement auch für Habgier, Besitzgier, das Bedürfnis, Dinge anzuhäufen, Reinlichkeit, langsame und langdauernde Veränderungen. Ein weiteres Attribut des Erdelements ist der Mutterinstinkt. Es kann neues Leben in sich tragen. Der wichtigste Aspekt des Erdelements in der Fußanalyse bezieht sich auf das Überleben und die innere Stärke und Stabilität eines Menschen, um das Leben zu bewältigen.

Das Erdelement ist dreidimensional um die Ferse lokalisiert, von der Sohle über das Fersenbein und die Knöchel und deren Verbindungen über den Fußrücken. Das Fußsohlengewebe sollte rötlich-braun sein, dunkler und gröber als der übrige Fuß.

Dem Erdelement werden das Knochenskelett, das Rektum (Mastdarm) mit dem After (Anus), die Harnblase (Vesica urinaria), die Eierstöcke (Ovarien) und Eileiter (Tuben), die Gebärmutter (Uterus), der Hoden (Testis) und die Vorsteherdrüse (Prostata) zugerechnet.

Knochenskelett

Das Skelett ist das feste Gerüst, das dem Körper seine Gestalt, seine Stabilität und seine Standfestigkeit verleiht, und ihm so den aufrechten Gang ermöglicht. Es trägt und schützt lebenswichtige Organe. Die Knochen speichern fast die gesamten Kalziumreserven des Körpers und sind an der Bildung der festen Bestandteile des Blutes, den Leukozyten, den Erythrozyten und den Thrombozyten, maßgeblich beteiligt.

Organsprache: »Das ist mir in die Knochen gefahren« - hört man nicht selten, wenn es sich bei dem beschriebenen Ereignis um ein schockartiges, eben plötzlich und unvorhersehbar auftretendes Verlustereignis handelt. Menschen mit chronischen Knochenschmerzen, meist im Wirbelsäulenbereich, leiden oft grundsätzlich unter Mangelzuständen in ihrer persönlichen Versorgung. Sie fühlen sich im Leben zu kurz gekommen, und Trennung und

Tod können ihnen wirklich an die Substanz gehen, sozusagen bis ins Knochenmark. Sie sind in ihrer Persönlichkeit, in ihrer Standfestigkeit erschüttert. »Die Last des Lebens wird mir zu schwer.« Schmerzen im Lendenwirbelbereich können Ausdruck sein für Unsicherheitsgefühle bei der Bewältigung von Problemen. Sie sind aber mitunter auch bei jenen Menschen zu finden, die ihren Widerstand aufgegeben haben, sich nicht mehr zur Wehr setzen. Dem Schmerz liegt also eine Resignation zugrunde; der Kampfgeist hat nachgelassen und die Last des Lebens liegt »brennend« im unteren Wirbelbereich. Die Erwartungen an das Leben, an den Partner, an die Kinder haben sich nicht erfüllt. Frustration und Unzufrieden machen sich breit.

Rektum und After

Das Rektum bildet den letzten Darmabschnitt. Es speichert den Stuhl vor der Ausscheidung. Der After ist die Öffnung, durch die der Darm an die Körperoberfläche mündet. Unter der Schleimhaut des Rektums liegt ein Venengeflecht als Schwellkörper, welches gemeinsam mit den Ringmuskeln maßgeblich zum Verschluss des Afters beiträgt.

Organsprache: »Ich kann nicht loslassen«. Patienten mit Störungen im rektalen Bereich, wie z. B. Hämorrhoiden, haben häufig Probleme, sich zu öffnen oder loszulassen. Sie bleiben in alten Mustern verhaftet.

Harnblase

Die Harnblase dient als Reservoir. Wenn sie mit Harn gefüllt ist, regen Nervenfasern die Entleerung an.

Organsprache: »Ich stehe unter Druck und habe Angst, kann sie aber nicht zeigen.« Die Vielzahl der Variationen und Kombinationsmöglichkeiten seelischer Blasenstörungen wird schon aus der engen anatomischen Verknüpfung zwischen den Genitalien als Sexualorgan und dem Harntrakt verständlich. Das Urinieren ist dem Willen insofern unterworfen, als dass es bis zu einem bestimmten Punkt selbst bestimmt werden kann. Hier zeigt sich deutlich, dass z. B. Harnverhalten etwas mit Hergeben bzw. Nichthergeben zu tun haben kann, was ein gewisses Machtverhalten widerspiegelt. Das Kleinkind, das nicht »sauber« werden will oder das »auf den Topf muss«, kann die Mutter durch sein Verhalten länger an sich binden und sie so beeinflussen. Dagegen kann das »Bettnässen« auch als Form des Fließenlassens aufgefasst werden, wo unter Ausschaltung jeglicher Kontrolle während des Schlafens das Gefühl des Fließenlassens, des sich Verströmens, zugelassen wird. Urinieren wird in der Kindheit häufig, genau wie das Ausscheiden von Kot, als etwas Schmutziges erlebt, das man weder anfassen darf noch sich sonstwie damit beschäftigen sollte. Die Sauberkeitserziehung erfolgt unter streng moralischen Vorstellungsbildern, die später auf das Sexualleben übertragen werden können. Es sind schließlich fast die gleichen Organe, die für das Urinieren und das Sexualleben benutzt werden. Hinter einer idiopathischen Blasenentzündung, d. h. eine Entzündung ohne erkennbare Ursache, kann eine bestimmte Hingabeangst stehen, die immer sexuell, aber auch im zwischenmenschlichen Bereich zu suchen ist. Blasenentzündungen sind meist ein Problem von Nähe und Distanz. Über die entzündete Blase wird der Partner »vom Leib gehalten«.

Ovarien, Tuben und Uterus

Die Aufgabe der Eierstöcke (Ovarien) ist neben der Bildung der weiblichen Sexualhormone Östrogen und Progesteron die Bereitstellung von befruchtungsfähigen Eizellen. Die Eileiter (Tuben) dienen der Aufnahme des Eis nach dem Eisprung (Ovulation). Außerdem finden in den Eileitern die Befruchtung des Eis und sein Transport zur Gebärmutter statt. Die Gebärmutter (Uterus) besteht aus kräftiger Muskulatur (Myometrium), die mit Gebärmutterschleimhaut (Endometrium) ausgekleidet ist. Diese bereitet sich im Monatszyklus auf die Einnistung einer Frucht vor. Kommt es nicht zu einer Befruchtung, so wird ein Teil des Endometriums regelmäßig unter Kontraktionen abgestoßen (Menstruation). Während der Schwangerschaft dient der Uterus als »Fruchthalter« und beteiligt sich am Aufbau des Mutterkuchens (Plazenta), der das Ungeborene ernährt.

Organsprache: »Ich fühle mich in meiner Weiblichkeit verletzt. Ich bin immer noch nicht in meiner Rolle als Frau zu Hause«. Nie sind Menschen verletzlicher als in der Pubertät. Sie müssen Abschied nehmen von der Kindheit, ohne zu wissen, worauf sie zugehen. Es sind gewaltige Wandlungsprozesse, die in Körper und Seele der jungen Menschen stattfinden. Das beginnt mit dem vergleichsweise geringen Selbstwertgefühl des Mädchens. Auffallend viele wären gerne anders als sie sich in der Zeit erleben.

Sie haben das Gefühl, überflüssig zu sein. Diese Selbstbeurteilungen, die bis zum Selbsthass gehen können, führen mitunter zu menstruationsbegleitenden Beschwerden, wie Niedergeschlagenheit, Reizbarkeit, Kopfschmerzen oder äußerst schmerzhaften Menstruationen bis hin zu Pubertätskrankheiten wie Anorexia nervosa oder Bulimia nervosa. Mädchen müssen eine weibliche Identität finden, die sich von der ihrer Mütter unterscheidet. Dieser Weiblichkeitskonflikt kann sich auch in anderen Krankheitsbildern zeigen, z. B. in Form von Myomen. Myome sind nicht bösartig, aber ab einer gewissen Größe können sie Beschwerden verursachen, weil sie auf benachbarte Organe drücken. Wenn sie auf die Blase drücken, kommt es zu ständigem Harndrang bis hin zur Inkontinenz. Wenn sie auf den Darm drücken, kann es leicht zur Obstipation kommen. Wenn das Myom direkt unter der Schleimhaut sitzt, kann dies eine Schwangerschaft möglicherweise unterbinden. Die sich dahinter verbergenden Konflikte können vielfältiger Natur sein. Sie gehen aber immer einher mit einer tiefsitzenden Angst und einem Konflikt im Geben und Nehmen. Voll erlebte Sexualität entzieht dem Menschen im Orgasmus die Kontrolle über sich selbst. Aber genau vor diesem Kontrollverlust haben viele Menschen Angst; vor allem solche, die nach dem Prinzip der Selbstbeherrschung leben.

Hoden und Prostata

Der Hoden wird in etwa 200 kleine Läppchen unterteilt. In diesen Hodenläppchen entstehen über Zwischenstufen in der Spermienreifung die Samenzellen (Spermien). Zwischen den Hodenkanälchen liegen in Gruppen die Leydig-Zwischenzellen, die das männliche Sexualhormon Testosteron produzieren. Testosteron gehört zur Gruppe der Androgene und ist chemisch mit den weiblichen Sexualhormonen Östrogen und Progesteron verwandt. Testosteron unterstützt folgende Funktionen:

- Wachstum von Hoden und Penis in der Pubertät,
- Ausbildung der sekundären Geschlechtsmerkmale,
- Förderung der Blutbildung - deshalb haben Männer einen höheren Hämoglobinwert als Frauen,
- Stimulation des Geschlechtstriebs und der männlichen Aggressionsbereitschaft,
- Stimulation der Spermienreifung.

Die etwa kastaniengroße Prostata gehört zu den Geschlechtsdrüsen des Mannes. Sie liegt an der Unterseite der Harnblase und der Beckenbodenmuskulatur und umschließt die Harn-Samen-Röhre. Die Prostata besteht aus etwa 40 einzelnen Drüsen, die ein dünnflüssiges, trübes Sekret produzieren, das die Hauptmenge der Samenflüssigkeit ausmacht.

Organsprache: »Ich bin immer der Sündenbock«. Auch Jungen empfinden die Pubertät als schmerzliches Loslassen der Kindheit. Sie reagieren in dieser Zeit auf Anspannung und Überforderung eher aggressiv, sie prügeln sich oder verfallen in blinde Zerstörungswut. Zerrissen zwischen maßloser Selbstüberschätzung und kläglicher Hilflosigkeit suchen die Jungen Auswege aus dem Strudel der Gefühle. Sie neigen eher zu Experimenten mit Alkohol und Drogen oder gefährlichen Mutproben. Gespräche sind das Mittel der Wahl, nicht Bestrafungen. Sie müssen ihre Grenzen erfahren, um ihre Lust und Sinnlichkeit wahrnehmen zu lernen. Hinter Orgasmusschwierigkeiten beim Mann verbirgt sich häufig die Unfähigkeit, Lust und Sinnlichkeit zuzulassen, sich gehen zu lassen, unkontrolliert loszulassen. Sinnlichkeit bedeutet auch Lust angstfrei, ohne Schuldgefühle und Bestrafungsängste zuzulassen. Alle reden von »Aufklärung«, von »sexueller Revolution«, Begriffen, die in den Köpfen stecken. Dabei hat Sexualität nichts mit dem Kopf zu tun. Sie gehört in die Becken und Herzen der Menschen. Um einen Orgasmus erleben zu können, sollte man dem Leben lachend, frei, »mit nacktem Hintern« begegnen können.

Allgemeine Zeichen am Fuß

Allgemeine Zeichen am Fuß sind Hinweiszeichen, die mit großer Ähnlichkeit bei vielen Menschen vorkommen, die unter ähnlichen chronischen Beschwerden leiden oder gelitten haben. Sie können zum einen als Strukturveränderung in Form von tiefen Linien, Falten, Knötchen, Sehnenverkürzungen oder teigigen Schwellungen vorkommen, oder zum anderen als Verschiebung der Elemente in ihren Zonen. Diese chronischen Muster verändern mit der Zeit die Art, wie der Betreffende auf seinen Füßen steht, was zu Strukturveränderungen der Füße führen kann.

Sollte ein Patient keine chronischen Beschwerden haben, obwohl ein entsprechendes Zeichen am Fuß zu erkennen ist, gibt es folgende Erklärungsmöglichkeiten:

- Die Beschwerden haben früher existiert und sind nicht mehr aktuell. Eine Erkrankungsneigung besteht dennoch.
- Die Beschwerden sind latent oder anlagebedingt als Schwäche vorhanden und werden sich möglicherweise erst in der Zukunft zeigen.
- Ein Familienmitglied - meist nicht mehr als eine Generation zurückliegend - leidet an diesen Beschwerden und das Muster ist Teil des Familienerbes. Wahrscheinlich tauchen diese Beschwerden immer wieder in dieser Familie auf.
- Die Zeichen wurden durch eine Fußverletzung verursacht, blieben aber ansonsten für den Gesundheitszustand des Patienten unwichtig.

Allgemeine Zeichen im Erdelement deuten auf ein Ungleichgewicht im Knochenskelett, in den Keimdrüsen und in der Blasenfunktion hin. Sie zeigen außerdem wie stabil der Patient ist, wie er mit seinem Familienleben und seiner Sexualität umgeht, wie er mit grundlegenden Bedürfnissen des Alltagslebens klarkommt und wie stark sein Überlebensdrang ist.

Je nach Bereich in der Erdzone können die allgemeinen Zeichen auf Blasenbeschwerden, Kaiserschnitt, Hysterektomie, Krämpfe während der Periode, Prostatitis, Probleme der Lendenwirbelsäule und des Kreuzbeines, Ischialgie, Hämorrhoiden oder Analfissuren hinweisen.

Erddominanter Mensch

Beim Patienten mit vom Erdelement dominierten Füßen sind die Füße groß, breit, warm, unbeweglich und trocken bis rissig. Sie wirken schwer und plump. Die Haut fühlt sich schwielig und rau an. Die Knochenstruktur ist häufig an beiden Füßen unterschiedlich. Die Fersenbereiche erscheinen ausgeprägter als die anderen Zonen. Die Achillessehne kann kurz und unbiegsam sein. Die Wasserzone ist flach und zu trocken, eventuell faltig. Die Feuerzone ist zu kühl, eventuell verhornt. Die Zehen sind häufig gekrümmt oder ausgesprochen kurz mit oft rauer Haut an den Zehenspitzen. Die Fußnägel sind dick, spröde oder rissig, eventuell mit dicker Nagelhaut versehen. Die Füße wirken älter, als der Patient wirklich ist.

Beim erddominanten Menschen bestimmen persönliche Bedürfnisse das Leben. Sie müssen ihr Selbstvertrauen durch materielle Sicherheit stärken. Dies bringt diese Menschen häufig dazu, die Sicherheit über die emotionale

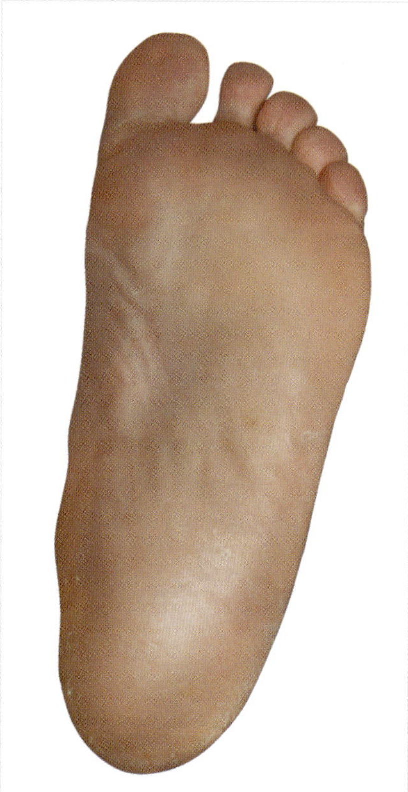

Abb. 19: Erddominanter Fuß

Entwicklung zu stellen. Erdhafte Züge sind in fast allem zu erkennen, was sie tun. Sie sind eher konservativ, eigensinnig bis zwanghaft. Sie können sich nur schwer entspannen. Spontanität und Veränderung ist ihnen suspekt. Rituale, Prinzipien und Einhaltung von Regeln geben ihnen Sicherheit. Sie sind zuverlässig, häuslich und Familienmenschen: Fortpflanzung zur Erhaltung der eigenen Art ist ihnen wichtig. Es besteht eine Tendenz zur Betonung der Körperlichkeit. Sportarten, die monotone Anstrengungen erfordern, werden bevorzugt.

Erkrankungstendenzen

Erddominante Patienten neigen zu Erkrankungen, die durch mangelnde Feuchtigkeit und Elastizität gekennzeichnet sind.

Im Bereich des Skelettsystems neigen sie u.a. zu Knacken- und Reibegeräuschen, Skoliose, Kyphose, Morbus Scheuermann, Morbus Bechterew, Morbus Dupuytren, Achillessehnenruptur, Torticollis, Gelenksarthrose oder Gelenkskapselschrumpfung.

Im Verdauungssystem neigen sie zu Obstipation durch Trockenheit der Schleimhäute und Steinbildung im Nieren- und Gallenblasenbereich. Auch Stoffwechselstörungen, wie Übersäuerung, Neigung zu Rheuma und Gicht können auftreten.

Im Herzkreislaufsystem kommt es häufig zur Sklerose der Herzkranzgefäße. Es besteht eine Neigung zu harten Krampfaderknoten. Bronchitiden sind meist quälend trocken und bellend durch Trockenheit der Schleimhäute, mit Erstickungsangst und Anstrengungsdyspnoe. Kinder neigen zu Kruppanfällen. Neigung zu Rhinitis sicca mit trockener, rissiger Schleimhaut sowie Rhagadenbildung.

Auch im zentralen Nervensystem kann es zur Sklerose der Gefäße kommen, was zu Gedächtnisstörungen bis hin zur Alzheimer-Krankheit führen kann.

Die Haut neigt zu trockenen, juckenden Ekzemen, Hyperkeratosen und Schuppenbildung. Sie wird frühzeitig pergamentartig. Die Haare wirken glanzlos und spröde.

Therapie

Beim erddominanten Patienten ist es wichtig, ihn einfühlsam aus seiner »Erstarrung« zu befreien. Natürlich können die Therapieempfehlungen immer nur ein kleines Spektrum wiedergeben und erheben nicht den Anspruch auf Vollständigkeit.

Biochemie

Das biochemische Heilverfahren nach Dr. med. Wilhelm Heinrich Schüßler basiert auf der Erkenntnis, dass in allen Zellen des lebenden Organismus Mineralstoffe enthalten sind. Er erkannte, dass zwölf Mineralsalzverbindungen besonders wichtig sind, damit Organfunktionen und Stoffwechselprozesse ausgewogen funktionieren können. Diese »vitalen Mineralstoffe« - wie

Schüßler sie nannte - eignen sich nicht nur zur Behandlung von gesundheitlichen Störungen, sondern auch zur allgemeinen Gesundheitsvorsorge und Stärkung des Wohlbefindens.

Die Wirkung der biochemischen Mittel lässt sich leicht begreifen, wenn man die Bedeutung der in ihnen enthaltenen Ionen kennt. Dabei zeigt das positiv geladene Kation jeweils an, wo etwas geschehen soll. Das negativ geladene Anion gibt dagegen Auskunft über die Wirkungsweise des Salzes:

Funktionsort und Wirkung in den Schüßlersalzen enthaltenen Ionen

	Ion	Funktionsort/Wirkung
Kationen (+)	Calcium	an der Membran
	Kalium	intrazellulär
	Magnesium	an der Membran, an den Nerven
	Natrium	extrazellulär
	Silicea	Bindegewebe
Anion (-)	Chlorid	Transportbewegung: hinein, hinaus
	Phosphat	Energiegeber
	Sulfat	Reinigung

Die Tatsache, dass es zwölf Hauptsalze gibt und gleichzeitig zwölf Tierkreiszeichen, die wiederum in die vier Elemente eingeteilt werden können, legt die Vermutung nahe, dass darüber ein therapeutischer Denkansatz möglich ist. Etwa 28 Tage dauert der Umlauf des Mondes um die Erde. In dieser Zeit durchwandert er zwölf Sternzeichen, die astrologischen Tierkreiszeichen. Das entsprechende Funktionssalz wirkt dann besonders gut, wenn es an jenen Tagen angewendet wird, an denen der Mond jenes Tierkreiszeichen durchläuft, welches dem Salz zugeordnet ist. Der Mond befindet sich immer zwei bis drei Tage lang in einem Sternzeichen.

Erde/Stier: Nr. 7 Magnesium phosphoricum D6

Magnesium phosphoricum kommt in Nerven- und Muskelzellen, im Gehirn und Rückenmark und in den inneren Organen vor. Es fördert die selbständige Bewegung der Zellen und wird zur Bildung von rund 200 Fermenten im Körper benötigt. Magnesium phosphoricum hat Beziehung zu Kalzium - beide treten zusammen auf. Wenn nur Magnesium substituiert wird, kann Kalziummangel verstärkt werden. Magnesium phosphoricum wirkt entkrampfend, auch geistig und emotional. Es hilft Menschen, die mit neuen Lebenssituationen zurechtkommen müssen, zu erden. Es hellt die Seele auf und erleichtert die Problemlösungsfindung.

Antlitzdiagnose: fleckige »Verlegenheitsröte« im Bereich der Wangen, jedoch nie an den Ohren.

Zungendiagnose: reine, eventuell gelblich glänzende Zunge; die Verfärbung wirkt transparent.

➲ **Anwendung:** Die Regelpotenz von Magnesium phosphoricum ist die D6. Sie wirkt am besten, wenn man sie am Abend ab 18.00 Uhr gibt. Besonders in Form der sogenannten »Heißen Sieben« sorgt sie rasch für Linderung von Schmerzen und Krämpfen. Dazu zehn Tabletten in einem Glas heißem Wasser lösen, mit einem Kunststofflöffel umrühren und schluckweise alle zwei bis fünf Minuten trinken. In der D3 kommt Magnesium phosphoricum zum Einsatz, wenn die Magnesiumwirkung betont werden soll. Die D12 hat dagegen die bessere Phosphatwirkung.

Die biochemische Magnesium phosphoricum-Salbe eignet sich vor allem beim altersbedingten Hautjucken, sowie bei bohrenden oder stechenden Nervenschmerzen mit wechselnder Lokalisation.

Erde/Jungfrau: Nr. 6 Kalium sulfuricum D6

Oberhaut, Schleimhäute und alle eisenhaltigen Zellen enthalten Kalium sulfuricum. Es ist das Salz für das dritte Entzündungsstadium, dem Stadium der Abschuppung. Es bringt Ausscheidungs- und Entgiftungsvorgänge in Gang und wird besonders bei allen chronischen Erkrankungen eingesetzt, z. B. Katarrhe, Konjunktivitis, Gallenblasen-, Leber-, Nieren- und Gelenksentzündungen. Ein besonderer Hinweis auf Mangel an Kalium sulfuricum ist die Schwere und Mattigkeit der Glieder, besonders gegen Abend. Es hilft Menschen, die zu Wutausbrüchen neigen, weniger »giftig« zu reagieren.

Antlitzdiagnose: bräunlich-gelbe Verfärbung um die Augen und in A-Form von der Nasenwurzel bis zum Kinn reichend.

Zungendiagnose: gelb-schleimig belegte Zunge.

➲ **Anwendung:** Die Regelpotenz von Kalium sulfuricum ist die D6. Kalium sulfuricum kann als Zwischenmittel gegeben werden, wenn eine Krankheit nicht richtig heraus kommen will. Es ist das Mittel für das dritte Entzündungsstadium. Will man z. B. Eiterungen stark vorantreiben, wird abweichend von der Regelpotenz die D3 eingesetzt, am besten zwischen 17.00 und 22.00 Uhr zur Reinigung und Zellentschlackung. Die biochemische Kalium sulfuricum-Salbe zeigt günstige Ergebnisse bei knötchenartigen Hautausschlägen, trockner und harter Haut mit Brennempfinden sowie bei übermäßiger Hautabschuppung.

Erde/Steinbock: Nr. 2 Calcium phosphoricum D6

Calcium phosphoricum ist das wichtigste Aufbaumittel für die Knochen und Zähne. Es ist in allen anderen Zellen des Körpers enthalten, besonders im Blut, in den Nervenzellen und Schleimhäuten. Es dient als Katalysator bei der Kalkaufnahme und als Kräftigungs- und Regenerationsmittel bei körperlicher Schwäche nach Krankheiten. Es hilft den Menschen, die innere Stabilität wieder zu finden.

Antlitzdiagnose: »Kalkgesicht« - wächserner Farbton, zuerst an den Ohren, dann an der Stirn, danach an der Nasenspitze, dann im Bereich der Nasenwurzel und unter den Augenbrauen und schließlich im ganzen Gesicht.

Zungendiagnose: pelzig, durchscheinend weißlich belegt.

➲ **Anwendung:** Die Regelpotenz von Calcium phosphoricum ist die D6. Calcium phosphoricum wirkt langsam und muss daher über einen längeren Zeitraum gegeben werden. Aufgrund des Calcium-Anteils und der energiezuführenden Phosphatkomponente sollte man dieses Mittel vorwiegend morgens, eventuell auch noch mittags, aber nicht mehr abends geben. Die Calcium phosphoricum-Salbe findet Anwendung bei Gelenkergüssen, Schleimbeutelentzündungen, Knochenhautreizungen, sowie bei verzögerter Knochenheilung.

Phytotherapie

Bei der antipathischen Therapie wird der Gegenpol zum dominanten Element gestärkt. Beim erddominanten Menschen haben sich Pflanzen des Luft- bzw. Feuerelements bewährt, um den schweren Tatmenschen zu beflügeln und zu erwärmen. In Frage kommen z. B. Bergamotte (Citrus bergamia), Brunnenkresse (Nasturtium officinale), Ingwer (Zingiber officinale), Kapuzinerkresse (Tropaeolum majus), Lavendel (Lavandula officinalis), Linde (Tilia cordata) sowie Odermennig (Agrimonia eupatoria). Um Schmerzen oder Hautjucken zu lindern und die Gelenksfunktion zu verbessern, werden Pflanzen mit schmerzstillenden, entzündungshemmenden und stoffwechselanregenden Eigenschaften eingesetzt. Ackerschachtelhalm (Equisetum arvense), Bittersüß (Solanum dulcamara), Teufelskralle (Harpagophytum procumbens), Weide (Salix alba), Löwenzahn (Taraxacum offizinale) und Brennnessel (Urtica dioica) verbessern den Stoffwechsel und die Durchblutung von Haut und Gelenken. Außerdem tonisieren sie generell die Verdauungsorgane und fördern die Diurese. Ebenfalls sinnvoll ist die Unterstützung der Leber- und Gallenblasenfunktion z. B. mit Mariendistel (Silybum marianum), Schöllkraut (Chelidonium majus) und Artischocke (Cynara scolymus).

Wählt man Heilpflanzen aufgrund einer Mischbetrachtung aus Signaturlehre und vorwiegendem Wirkungsspektrum, kommen folgende Pflanzen zum Tragen: Ackerschachtelhalm, Bittersüß, Brechnuss, Dill, Efeu, Eiche, Faulbaum, Fenchel, Gelber Enzian, Ginseng, Haselwurz, Heidelbeere, Hirtentäschel, Kapuzinerkresse, Kiefer, Kümmel, Maiglöckchen, Rhabarber, Salbei, Schöllkraut, Teufelskralle, Thymian, Tollkirsche, Wacholder und Wegwarte.

Lebensführung

Die aktive Mitarbeit des Patienten ist für den Therapieverlauf wichtig. Zu empfehlen sind gelenkschonende Bewegungsarten, wie z. B. Schwimmen, Langlaufen und Radfahren. Feucht-warme Wärmeanwendungen, wie z. B. Kytta-Balsam-Umschläge, Heublumensäcke oder Sauna, lindern die Beschwerden im chronischen Stadium. Auch ein warmer Kartoffel-Leber-Wickel ist sehr zu empfehlen. Bei aktivierten Arthrosen sind kühlende Maßnahmen, wie z. B. kalte Retterspitz-Umschläge, Quarkauflagen oder kalte Heilerdeauflagen, anzuwenden.

Die Ernährung sollte überwiegend basenreich und laktovegetabil sein, um einer Gewebsübersäuerung vorzubeugen. Empfehlenswert sind zudem reichlich rohes Obst und Gemüse, ausreichend Blattsalate und Kräuter, alle Kohlsorten, Hülsenfrüchte in Maßen, scharfe Gewürze und Bitterstoffe und Zitronensaft. Tierische Produkte sollten nur wenig verzehrt, bei Suppen und Eintöpfen sollte auf Fertigprodukte verzichtet werden. Diese Nahrungsmittel würden die Verschlackungsneigung fördern.

Erddominante Patienten neigen zum einen zur Unterordnung und Bescheidenheit, zeichnen sich zum anderen aber durch ihre Festigkeit und Verlässlichkeit aus. Sie haben Sinn für (körperliche) Formen, für Strukturen und Ordnung. Sie neigen zur Gründlichkeit bis hin zur Pedanterie. Ihr Denken ist eher instinktiv-sachlich, praktisch, gründlich, beharrlich, materialistisch. Ihr Handeln ist geduldig, zuverlässig, solide, risikoarm. Können erddominante Menschen einen Beruf ausüben, der oben genannte Attribute verlangt, geht es ihnen gut und sie bleiben gesund. Dazu gehören z. B. Bauunternehmer, Bankbeamter, Finanzbeamter, Gärtner, Wirtschaftsprüfer, Jurist, Vermessungstechniker, Mathematiker, Historiker, Uhrmacher und pädagogische Berufe.

Daraus lässt sich zusammenfassend ableiten, dass die konstitutionelle Entsprechung »Erde« nach Hippokrates dem schweren Tatmenschen und dem melancholischen Temperament und nach der humoralen Säftelehre nach Galen der Schwarzgalle am nächsten kommt. Dem Erdelement zugeordnet sind in der Astrologie die Tierkreiszeichen Stier, Jungfrau und Steinbock.

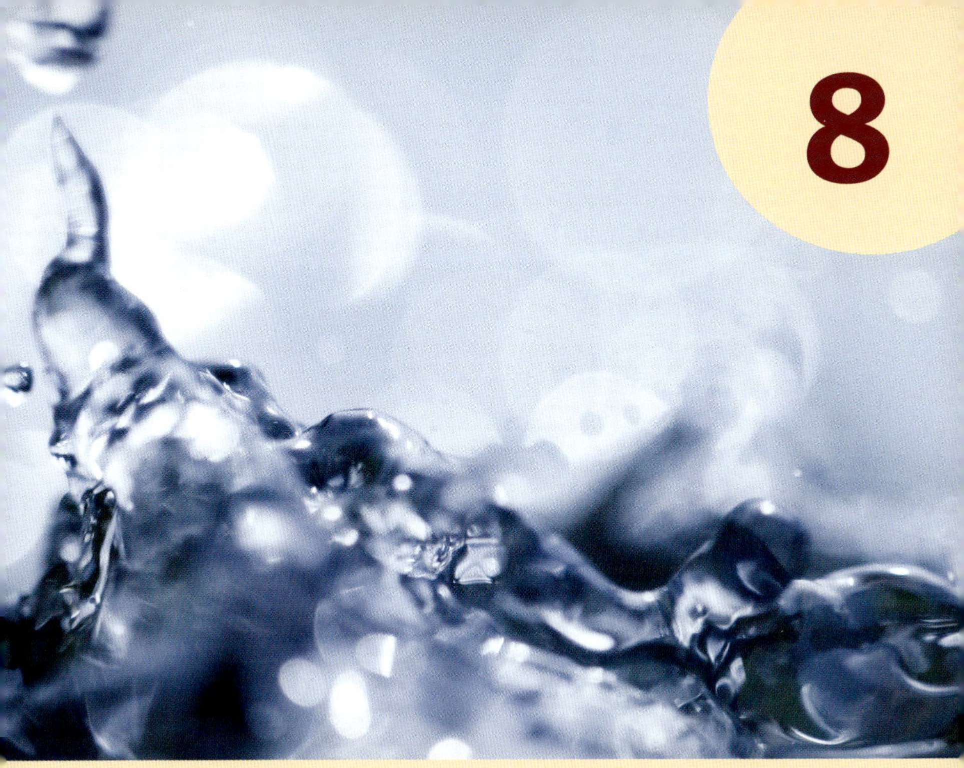

8

Wasserelement am Fuß

Magen ... 112
Darm ... 113
Leber ... 114
Gallenblase ... 114
Bauchspeicheldrüse ... 115
Milz ... 115
Nieren ... 116
Nebennieren ... 117
Allgemeine Zeichen am Fuß ... 117
Wasserdominanter Mensch ... 120
Erkrankungstendenzen ... 121
Therapie ... 122

Das Wasserelement ist ebenfalls ein passives, weibliches Element, aber nicht mütterlich und beschützend wie das Erdelement, sondern geheimnisvoll und verführerisch wie eine Frau! Das Hauptmerkmal des Wasserelements ist die Fähigkeit der Veränderung, des Fließens, des Lösens. Das Wasserelement ist impulsiv: Es kann seine Fließrichtung ändern, versickern, stagnieren, verdampfen, brodeln, gefrieren. Es symbolisiert die Notwendigkeit der Erneuerung, der Veränderung, des Gebens und Nehmens. Wasser ist das Medium der Verdauung. Es verdünnt andere Substanzen und steht für Reinigung. Das Wasserelement steht für die emotionale Welt der Menschen, als Meer der Gefühle. Es ist das Element der Intuition und der Fähigkeit, das, was andere fühlen, ohne Worte zu verstehen.

Das Wasserelement hat seinen Platz am Fußgewölbe zwischen Ferse und Vorfuß. Das Gewebe sollte das hellste am Fuß sein, die Haut zart, weich, kühl und ein wenig feucht.

Dem Wasserelement werden der Magen, der Darm, die Leber, die Gallenblase, die Bauchspeicheldrüse, die Milz, die Nieren und die Nebennieren zugeordnet.

Magen

Der Magen ist ein neutrales Organ. Sobald die Nahrung in den Magen kommt, wird das Hormon Gastrin ins Blut ausgeschüttet, um die Sekretion von Magensäuren anzuregen. In den zwei bis drei Stunden, die die Nahrung im Magen bleibt, wird sie zu einem Brei verarbeitet. Es findet keine Nahrungsaufnahme statt.

Organsprache: »Ich habe seelischen Hunger und kann es nicht zeigen.« Oder wie der Volksmund sagt: »Er frisst alles in sich hinein«, »Das liegt mir schwer im Magen«. Magentypen verhalten sich eher zurückhaltend und ängstlich. Gefühlsregungen beeinflussen den Magen. Er reagiert besonders empfindlich auf Neid-Ärger-Situationen. Magenkranke fühlen sich von ihren Nächsten unverstanden und abgelehnt. Ein Hunger nach Liebe und Nähe bleibt, Reizbarkeit ist ihr Ventil.

Darm

Der Dünndarm beginnt mit dem c-förmigen Zwölffingerdarm, in dem die meiste Verdauungsleistung erbracht wird. Im rund fünf Meter langen Dünndarm werden über die Darmzotten die Nährstoffe aus der verdauten Nahrung aufgenommen und über die Blut- und Lymphgefäße absorbiert. Der etwa eineinhalb Meter lange Dickdarm besteht aus einem aufsteigenden, einem querliegenden und einem absteigenden Anteil. Er absorbiert Wasser und Elektrolyte aus dem Kot. Zwischen Dünn- und Dickdarm ist die Bauhin-Klappe. Sie verhindert den Rückfluss des Kots vom Dick- in den Dünndarm. Das Gebiet um die Bauhin-Klappe ist für die Schleim-Regulation zuständig. Ist diese Regulierung gestört, kann der Schleim der Darmschleimhäute zerfallen und vom Verdauungssystem absorbiert werden. Das führt auf Dauer auch zu Problemen der Schleimhautregulation im Bereich der Lunge und Nasennebenhöhlen.

Organsprache: Aufgrund der sensiblen Zusammenhänge zwischen Seele und Körper können gerade im Darmbereich vielfältige Störungen auftreten – heißt doch der Dickdarm nicht umsonst auch »Grimmdarm«! Das Signal des Darms bedeutet: »Du frisst alles in dich hinein und behältst es zu lange dort!« Menschen mit Darmbeschwerden sind meistens Personen, die alle Probleme auf sich beziehen, selbst wenn sie gar nichts damit zu tun haben. Es sind in der Regel sehr freundliche und angepasste Menschen, die jedem größeren Konflikt um der lieben Harmonie Willen aus dem Weg gehen. Das bedeutet aber auch, dass sich diese Menschen nur wenig um ihre eigenen, tatsächlichen Bedürfnisse kümmern, sondern eher um die der anderen. Typische Beschwerden dieser Menschen sind Obstipation, Colitis ulcerosa und Morbus Crohn. Kümmern sie sich dann doch einmal um sich, so suchen sie nach sturzartigen Lösungen, um ihre Mitmenschen nicht zu lange zu belasten. Auf körperlicher Ebene kann es dann zur Diarrhö kommen. Lernen diese Menschen, sich selber und ihre Bedürfnisse mehr wahrzunehmen und unangepasster auf ihre Umgebung zu reagieren, werden sie für ihre Mitmenschen zwar schwieriger, aber auch seelisch und körperlich gesünder!

Leber

Die Leber ist die größte Körperdrüse. Alles, was der Magen aufnimmt, muss von der Leber entgiftet werden. Die Leber nimmt daher eine viel größere Giftmenge auf als andere Organe. Sie speichert Glykogen, eine speicherbare Form der Glukose, um den Blutzuckerspiegel konstant zu halten und verbrauchte Energie wieder auffüllen zu können. Außerdem speichert sie Eiweiß, Fett, Mineralien und Vitamine zur späteren Verwendung. Die Leber sondert die Gallenflüssigkeit ab, um Eiweiß, Fett und Kohlehydrate abzubauen, so dass sie vom Blutkreislauf absorbiert werden können.

Organsprache: Die Leber hat mit »Leben« zu tun: Sie ist der Sitz der Lebenssäfte und damit der Temperamente. Als Entgiftungsorgan muss sie die gestauten und selbstzerstörerischen Autoaggressionen verarbeiten. Symbolisch betrachtet ist sie also auch dafür da, die »Geistesgifte«, die negativen Gefühle, zu »verdauen«. Leberfunktionsstörungen heißen also: »Ich kann meinen Ärger nicht verdauen!« Wird Ärger nur geschluckt und gelingt es nicht, sich auszusprechen, so »frisst dies an der Leber« und demjenigen ist dann »eine Laus über die Leber gelaufen«. Leberkranke sind häufig »beleidigte Leberwürste«, d. h. sie sind sehr empfänglich für Kränkungen und können sich nicht dagegen wehren. Leberkranke fühlen sich häufig seit früher Kindheit abgelehnt, sie haben nicht das Gefühl, dass jemand zu ihnen steht. Dies »ver-gällt« ihnen sozusagen das Leben.

Gallenblase

Die Gallenblase ist in die Leber eingebettet. Sie dient als Speicher der Gallenflüssigkeit, die sie nach Bedarf ausschüttet. Die aktive Funktion der Gallenblase ist abhängig von Gallensalzen, die in der Leber aus Cholesterin gebildet werden. Gallenflüssigkeit verwandelt Fette in Emulsionen, die leichter verdaut werden können. Bei Störungen kommt es zur Kristallisation von Fettteilchen, die zur Entwicklung von Gallensteinen in der Gallenblase führen.

Organsprache: Jede Art von Gallenblasenerkrankung ist von einem Stau begleitet. »Ich kann mich nicht öffnen«, »Ich habe Schwierigkeiten im Geben und Nehmen«. Menschen mit einem Gallestau haben meist Schwierigkeiten, Gefühle zu zeigen, aber auch Gefühle von anderen anzunehmen. Es sind oft stark kontrollierte, beherrschte Menschen, die auch negative Gefühle zurückhalten bis sie »platzen«.

Bauchspeicheldrüse

Die Bauchspeicheldrüse liegt hinter dem Magen. Diese Drüse sekretiert sowohl nach innen als auch nach außen. Bei der inneren Sekretion werden Hormone direkt in den Blutkreislauf abgegeben: Insulin ist wesentlich zur Regulierung des Blutzuckerspiegels. Bei ungenügender Produktion kommt es mittelfristig zum Diabetes und zum Enzymmangel für die Verdauungstätigkeit. Bei einer Überproduktion von Insulin kommt es zur Hypoglykämie, durch welche die Gehirntätigkeit beeinträchtigt wird. Das Gehirn hat keine anderen Energiereserven als den Blutzucker. Bei der äußeren Sekretion werden Verdauungssäfte durch Ausführungsgänge direkt in den Zwölffingerdarm gegeben. Diese Verdauungsfermente sind alkalisch und neutralisieren die Magensäure.

Organsprache: Die Bauchspeicheldrüse ist die wirkungskräftigste aller Verdauungsdrüsen. Sie ist sozusagen die Kommandostelle für das Flucht-und-Angriffs-Verhalten, da sie in Wechselwirkung mit anderen Drüsen, Hormonen und Stoffwechselfunktionen steht. Arbeitet die Bauchspeicheldrüse optimal, ist der Mensch voller Energie, er spürt Kraft und ist dadurch handlungsfähig. Funktioniert die Bauchspeicheldrüse nicht optimal, signalisiert sie: »Ich kaue an einer alten Wut herum«. Patienten mit Funktionsstörungen der Bauchspeicheldrüse sind häufig als Kinder in ihrem Aggressionsdrang »gezähmt« worden und lernten früh, die Wut zu verdrängen, zu verleugnen. Geblieben ist eine massive Kränkung des Selbstwertgefühls, gepaart mit Schuldgefühlen.

Milz

Die Milz ist ein in den Blutkreislauf eingeschaltetes Organ des lymphatischen Systems. Sie liegt unter den Rippen verborgen im linken Oberbauch, nahe dem Magen. Die Milz hat drei grundlegende Aufgaben. Erstens dient sie der Vermehrung der Lymphozyten und spielt daher bei der Abwehr körperfremder Stoffe (Antigene) eine wichtige Rolle. Zweitens ist sie ein wichtiger Speicherort für die ebenfalls zu den weißen Blutkörperchen zählenden Monozyten.

Drittens eliminiert sie fehlerhafte oder überalterte rote Blutkörperchen und bereitet Eisen für die Produktion von Hämoglobin auf. Bei Föten und Kindern bis zum sechsten Lebensjahr ist die Milz wesentlich an der Bildung der roten Blutkörperchen beteiligt. Bei Erkrankungen des blutbildenden Knochenmarks kann die Milz auch im Alter wieder zu einem blutbildenden Organ werden.

Organsprache: Der Mensch kann ohne Milz leben, obwohl sie ein Multitalent ist. Hingebungsvoll und unauffällig springt sie ein, wenn die Leber ihre Entgiftungsfunktion nicht mehr voll erfüllt. Wenn »Geistesgifte« den Menschen vor Wut platzen lassen könnten, werden sie - bedingt durch Erziehung - »Du darfst nicht wütend sein« - in der Milz gesammelt und in Schuldgefühle gewandelt. Milzstörungen signalisieren: »Ich bin schuld«. Patienten, die sich permanent entschuldigen, bedürfen eines Milzmittels, damit sie sich trauen, wütend zu werden!

Nieren

Die Nieren sind die wichtigsten Organe des Harnsystems. Sie dienen der Flüssigkeitsregulierung des Körpers und der Blutreinigung. Die Filtertätigkeit der Nieren beginnt mit der Trennung der Flüssigkeit vom Blut. Diese Flüssigkeit wird wiederum geteilt in Ausscheidungsstoffe und lebenswichtige Substanzen, die absorbiert werden. Die Nieren regulieren den Säure-Basen-Haushalt der Körperflüssigkeiten.

Organsprache: Die Stoffwechselprozesse der Nieren trennen das »Gute« im Körper vom »Verbrauchten«. Nierenprobleme signalisieren: »Ich kann mich so schwer von dir lösen«. Nierenkranke sind in ihrem gesamten emotionalen Verhalten indifferent. Sie können ihr inneres »Gift« nicht filtern, sich nicht reinigen, sich nicht trennen. Gerade bei Trennungen jeglicher Art werden diese Patienten von Emotionen überschwemmt, ohne sich darüber im Klaren zu sein, dass Wut, Zorn und Angst ihnen so »an die Nieren gehen«. Im Extremfall kann sich die Unfähigkeit, sich aus der mütterlichen Bindung zu lösen, über eine nicht funktionierende Niere ausdrücken. Dann verbindet in der Dialyse ein Schlauch - der Nabelschnur entsprechend - den Menschen mit einer Maschine - entsprechend der Mutter -, die ihm die Arbeit abnimmt, die er selbst tun sollte.

Nebennieren

Die Nebennieren befinden sich oberhalb der Nieren. Sie haben etwa 50 verschiedene Aufgaben, in die auch andere Drüsen mit hineinspielen. Das Adrenalin ist das »Kampf-oder-Flucht-Hormon«. Es stimuliert die Herztätigkeit, bewirkt eine Glukoseausschüttung, steigert den Blutdruck, verstärkt die Blutzufuhr zu den Muskeln und macht die Atemwege frei. Die Verdauungs- und Ausscheidungsprozesse werden dadurch verlangsamt. Die Nebennieren erzeugen außerdem das Hormon Cortisol, welches u. a. der natürlichen Abwehrreaktion des Körpers dient.

Organsprache: »Ich habe Angst - auch vor dir. Ich möchte dich umarmen und gleichzeitig wegstoßen. Ich brauche deine Nähe, aber du bist mir so fremd«. Störungen der Nebennierenfunktion signalisieren ungelöste Konfliktsituationen und tiefe Angstzustände. Die Patienten schreien nach Liebe und schwanken zwischen Minderwertigkeitskomplexen und kompensiertem Geltungsbedürfnis.

Allgemeine Zeichen am Fuß

Allgemeine Zeichen im Wasserelement geben Hinweise auf Disharmonien und Funktionsstörungen im Verdauungstrakt und im Fluss der Körpersäfte. Das Wasserelement steht für die Gefühlswelt, daher zeigen chronische Muster in der Wasserzone, wie ein Mensch seine Gefühle auf einer tieferen Ebene erlebt. Es zeigt z. B., wie er mit Angst umgeht oder wie beglückt er seine Sexualität erleben kann.

Je nach Bereich in der Wasserzone können die allgemeinen Zeichen auf Geschwüre, Reizmagen, Kurzatmigkeit, Gallenfunktionsstörungen, eine geschwächte Leberfunktion, Allergien, Verdauungsstörungen, Nierenfunktionsstörungen oder eine unzureichende tägliche Flüssigkeitszufuhr hinweisen.

Die allgemeinen Zeichen im Wasserelement zeigen auch das emotionale Potential des Patienten. Wasser ist das Element der Angst. Nichts ist stabil, nichts gibt Halt, alles fließt. Angst ist die grundlegende erste Emotion des Menschen. Vom Augenblick der Geburt an gibt es immer etwas im Leben, was verängstigt. Das Gefühl der Angst ist wichtig. Es beschützt und hält wach, denn es erinnert daran, dass man nicht allmächtig ist, und zeigt die

Grenzen, die es zu akzeptieren oder zu überwinden gilt. Das Problem ist nicht das Gefühl an sich, sondern die Art, wie wir damit umgehen. Menschen, deren Wasserelement ohne allgemeine Zeichen ist, lassen ihr gesamtes Gefühlsspektrum zu: Sie haben Angst, wenn Angst angebracht ist. Sie sind wütend, wenn sie wütend sind. Sie sind traurig, wenn es der Situation bedarf. All diese Gefühle sind jedoch vorübergehend, denn sie lassen sie wieder los. Menschen mit eingegrabenen Mustern erleben dagegen immer wieder dasselbe Gefühl und reagieren immer gleich. Dann ist die Angst eher ein Gefängnis als ein Lehrer, ein Schutz. Menschen, die ihr Wasserelement nicht erleben wollen, lassen es »vertrocknen«. Sie können aber dann auch nichts Neues erschaffen, das aus der Tiefe der Gefühle kommt. Sie bleiben eher Techniker des Lebens, die nur das tun, was sie schon sicher wissen. Weiterentwicklung ist so nur bedingt möglich.

Im Wasserelement am Fuß entstehen grundlegende Gefühlsmuster, die zeigen, wie der Patient mit seinem Urgefühl Angst umzugehen versteht.

Angst

Reine Angst zeigt sich in der Nierenzone, dem Hauptpunkt des Wasserelements. Die körperlichen Symptome von Angst sind Herzrasen, trockner Mund, Verkrampfung des Zwerchfells, Kurzatmigkeit und erweiterte Pupillen. Durch sanften Druck im Wechsel auf die Nierenzone und den Solar plexus, sowie die Aufforderung an den Patienten, tief und gleichmäßig zu atmen, kann man seiner Angst begegnen.

Reizbarkeit

Die Reizbarkeit manifestiert sich in der Magenzone. Durch ihre Lokalisation gehört die Magenzone ins Wasserelement, aber z. T. auch zum Feuerelement. Bei erhöhter Reizbarkeit versucht das Feuerelement das Wasserelement zu beherrschen, indem es das Wasser austrocknet. Ein Magengeschwür ist ein typisches Zeichen, ebenso ein hyperazider Magen. Der Patient hat das Gefühl, dass ein Feuer in ihm tobt. Es frisst ihn regelrecht auf. Der Patient reagiert gereizt. Reizbarkeit ist der Versuch, etwas zu kontrollieren. Dies zeigt sich am Fuß als eingekerbte Linien in der Magenzone.

Zorn- und Schuldgefühle

Zorn und Schuldgefühle gehen Hand in Hand. Deshalb sind sie an den Füßen in den selben Gebieten zu finden. Das Zorngefühl ist aktiv und daher am rechten Fuß im Leberbereich manifestiert. Dagegen ist das Schuldgefühl passiv und somit am linken Fuß im Milzbereich lokalisiert. Beide Muster können durch die Beziehung zu den Menschen entstehen, mit denen der Patient aufgewachsen ist. Hinter dem Zorngefühl verbergen sich Gefühle von Angst und Bedrohung, die der Patient unter Kontrolle zu halten versucht. Er ist wütend, weil er Angst hat, sein einziges gelerntes Muster, um mit der Angst umzugehen. Er reagiert grollend, nachtragend, cholerisch. Er findet keinen Frieden und reagiert körperlich, z. B. mit einer Hypertonie. Leberbeschwerden oder auch Gallensteine können auftreten. Ist die Leber geschwächt, findet der Zorn kein Feuer mehr. Das Wasserelement kann nicht mehr erhitzt werden, steigt als kalte Energie nach oben und produziert die klassischen Symptome einer Allergie. Zorn, dem man erlaubt zu sein, wird nicht als solcher dauerhaft erlebt - er kommt und verschwindet wieder, ohne Zeichen zu hinterlassen. Typische Zeichen für nicht gelebten Zorn zeigen sich in der Leberzone als Längsrillen. Schuldgefühle entspringen der Angst, jemanden zu verlieren, von dem man gefühlsmäßig abhängig ist. Es ist leichter mit Schuldgefühlen umzugehen, als Verlustängste zuzulassen. Diese Patienten haben häufig in ihrer Kindheit erfahren, dass sie der Sündenbock sind, und fühlen sich dadurch auch für Situationen schuldig, für die sie nichts können. Sie wirken in der Regel angepasst und versagen sich ihre eigenen Bedürfnisse. Typische Zeichen zeigen sich in der Milzzone entweder als hitzige Verquellung - diese Patienten neigen eher zur Arthritis - oder als kalt-feuchte Verquellung - diese Patienten neigen eher zu Allergien.

Panik

Panik zeigt sich im untersten Teil des Wasserelements, beim Übergang zum Erdelement. Panik entsteht dann, wenn sich das Wasser mit der Erde mischt und zu Schlamm wird. Dann wird alles undurchsichtig und instabil. Die Zonen sind nicht klar getrennt, sie gehen schwammig ineinander über. Derartige Zeichen zeigen sich bei Patienten, deren Grundbedürfnisse in der Kindheit nicht erfüllt wurden. Als Erwachsene wirken sie unsicher, instabil und von scheinbar unerklärlichen Panikattacken bedrängt. Eine existenzielle Urangst lässt sie nicht los.

Frust

Frust entsteht aus unerfüllten Sehnsüchten und Bedürfnissen. Frustrierte Menschen sind blockiert. Diese Menschen haben Angst davor, ihre Aufgabe zu erfüllen. Sie spüren, dass sie ihr Potential nicht ausleben und erfinden hundert Ausreden, anstatt zuzugeben, dass sie Angst haben. Sie geben auf, bevor sie begonnen haben. Am Fuß zeigt sich dies durch Quer- und Längsrillen im gesamten Wasserelement.

Wasserdominanter Mensch

Beim Patienten mit vom Wasserelement dominierten Füßen sind die Füße schmal, mit hohem Gewölbe und einer großen Wasserzone, die bis in die Erd- und Feuerzone eindringen kann. Die Füße sind feucht, meist kalt und sehr beweglich. Die Fuß- und Zehengelenke sind häufig hypermobil. Die

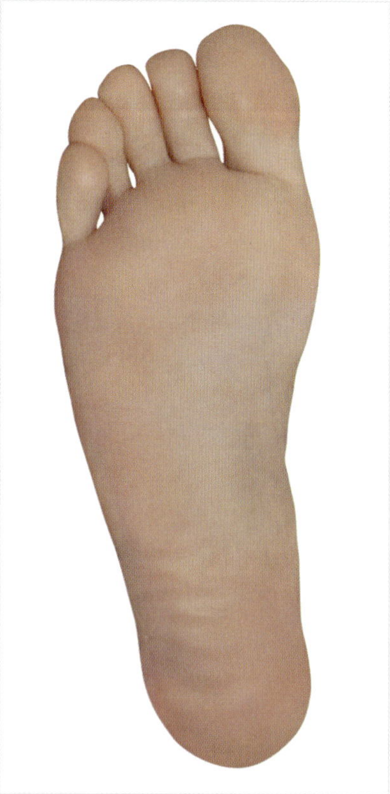

Abb. 20: Wasserdominanter Fuß

Haut ist hell, dünn, weich und schält sich mitunter nass ab. Die Füße sind meist haarlos und sehr berührungsempfindlich. Bei Stress kommt es zu Fußschweiß. Diese Patienten können während der Behandlung schnell Temperatur und Farbe ändern. Je sicherer der Patient sich fühlt, umso wärmer und trockener werden die Füße. Diese Patienten brauchen unbedingt während der Behandlung eine Decke.

Beim wasserdominanten Menschen bestimmen Emotionen das Leben. Stimmungsschwankungen und widersprüchliche Aussagen sind kennzeichnend. Was gestern noch Gültigkeit hatte, zählt heute nicht mehr. Sie reagieren häufig aus einem wässrigen Kontext heraus. Es sind aber auch Genussmenschen. Bei ihnen geht die »Liebe durch den Magen«. Aber auch ihr Sexualleben können sie lustvoll zelebrieren. Können sie mit ihrer Weichheit nicht umgehen, legen sie sich sozusagen ein dickes Fell zu, das als Schutzschicht zu verstehen ist - sie werden übergewichtig. Der wasserdominante Mensch lebt aus der Intuition. Er hat die Fähigkeit, sich gefühlsmäßig in seine Mitmenschen hineinzuversetzen. Der wichtigste Aspekt des Wasserelements in der Fußanalyse bezieht sich auf die Gefühlsebene und die Sensibilität eines Menschen, um das Leben zu meistern.

Erkrankungstendenzen

Wasserdominante Patienten neigen zu Erkrankungen, die durch übermäßige Feuchtigkeit und Fülle gekennzeichnet sind.

Im Bereich der Gelenke neigen sie zur Arthritis oder zu Ergüssen. Ebenso zeigen sie Bänderschwächen und hypermobile Gelenke, Sehnenscheidenentzündungen und Gelenksrheumatismus.

Im Verdauungssystem neigen sie zu Diarrhö durch überaktive Schleimhäute. Ebenso sind bei ihnen Adipositas, Aszites, Leber- und Milzschwellung, Kolitis und Gastritis anzutreffen. Auch neigen sie im Stoffwechselbereich zur Übersäuerung. Diese Patienten reagieren dann sauer und ihr Schweiß riecht entsprechend. Sie neigen daher zu skrofulöser Pathogenese.

Im Herzkreislaufsystem kommt es eher zur Hypertonie mit Schwindel und eventuell zur Ausbildung eines Aneurysmas. Die Bronchitiden sind meist produktiv mit viel Auswurf, eventuell mit Tendenz zur feuchten Rippenfellentzündung. Ebenso bei der Rhinitis, die nicht selten zum chronischen Fließschnupfen wird.

Auch im zentralen Nervensystem kann es zum Aneurysma oder zum Hirninfarkt kommen. Füllekopfschmerzen sind ebenfalls vorzufinden. Auch nervöse Unruhe und angstbedingte Schlaflosigkeit treten auf.

Die Haut neigt zu feuchten, allergischen Ekzemen. Auch Mykosen sind anzutreffen. Die Haut ist eher feucht und fettig, sieht aber länger jung aus. Die Haare wirken glänzend, fetten eventuell schneller.

Therapie

Beim wasserdominanten Patienten ist es wichtig, ihn in seiner Weichheit und Empfindlichkeit zu stärken. Ein Zuviel an Wasser sollte sinnvoll kanalisiert werden.

Biochemie

Wasser/Krebs: Nr. 4 Kalium chloratum D6

Kalium chloratum löst im Körper Giftstoffe, spült sie aus und entstaut das Bindegewebe. Es ist das Mittel der zweiten Entzündungsstufe, die gekennzeichnet ist durch das Auftreten äußerer Erscheinungen, wie Ausschwitzungen, weiße oder grauweiße oder fibrinöse, schwerlösliche Absonderungen. Das Mineralsalz eignet sich nicht nur für körperliche, sondern auch für seelische Entgiftungen.

Antlitzdiagnose: »blaustichig« wie Magermilch im Bereich der Orbita, den Wangen und als Mundring (»Clownsgesicht«). Am sichersten zu erkennen unter dem unteren Augenlid. Häufig einhergehend mit roten Augenlidern und ständiger Bindehautreizung. Dehnung der oberflächlichen Äderchen (Couperose) aufgrund einer verminderten Viskosität des Blutes mit der Folge der Stagnation des Blutflusses.

Zungendiagnose: Zunge mit weißer Schicht belegt, an der Zungenwurzel weiß-grau.

➲ **Anwendung:** Die Regelpotenz von Kalium chloratum ist die D6. Es ist das Hauptlymphmittel im Ausscheidungsstadium mit Bezug zur Haut und Schleimhaut. Die biochemische Kalium chloratum-Salbe dient zur Einreibung bei Gelenksschwellungen und Sehnenscheidenentzündungen sowie bei schmerzhaften Frostbeulen. Außerdem hat sie sich bei herpesartigen Ausschlägen, Hühneraugen, Warzen an den Händen und Brandblasen bewährt.

Wasser/Skorpion: Nr. 8 Natrium chloratum D6

Natrium chloratum (Kochsalz) regelt den Wasserhaushalt. Es be- und entwässert das Bindegewebe, scheidet Giftstoffe aus, fördert die Neubildung von Zellen, speziell auch der roten Blutkörperchen. Im Magen bildet es die nötige Magensäure. Das Salz hilft Menschen, die unter Depressionen leiden, sich gerne zurückziehen und ihre »Wunden lecken«. Der Seele hilft es loszulassen, um verzeihen und vergessen zu können.

Antlitzdiagnose: »Gelatineglanz«, wie feuchtglänzender, unterbrochener Schneckenschleim, besonders auf Nase, Ober- und Unterlidern, beginnend am inneren Augenwinkel. Gedunsenheit des Gesichts, also erweiterte Hautporen, wie Apfelsinenhaut, etwas erhöht, manchmal nur in der Größe einer 2-Euro-Münze neben den Nasenflügeln.

Zungendiagnose: Zunge rein oder mit weiß-schleimiger Schicht belegt; an den Zungenrändern bildet sich kleinblasiger Speichelschleim.

➲ **Anwendung:** Die Regelpotenz von Natrium chloratum ist die D6. Natrium chloratum sollte vormittags und eventuell nachmittags gegeben werden, nicht abends oder nachts. Die biochemische Natrium chloratum-Salbe zeigt günstige Ergebnisse bei trockenen Ausschlägen mit weißlichen Schuppen, Seborrhö, Akne an der Stirnhaargrenze und bei spröden Nägeln. Außerdem findet sie Anwendung beim Wundsein kleiner Kinder und Folgen von Insektenstichen. Schüßler empfiehlt die äußere Anwendung bei Gürtelrose.

Wasser/Fische: Nr. 12 Calcium sulfuricum D6

Ursprünglich hatte Schüssler dieses Mittel aus seiner Zwölferreihe entfernt. Das Mittel ist jedoch so wichtig, dass es unverzichtbar ist. Deshalb wurde es später wieder von ihm angehängt. So kommt es, dass nur die biochemischen Mittel von 1 bis 11 in alphabetischer Reihenfolge vorliegen. Calcium sulfuricum kann tiefsitzenden Eiter austreiben. Es gilt als »Blockadebrecher«. Es beschleunigt die Blutgerinnung und kann vorübergehend Vitamin-K-Mangel wettmachen. Calcium sulfuricum klärt die Lymphe und fördert die Hormonbildung und wirkt so stoffwechselsteuernd. Zudem fördert es die Enzymbildung und regt so den Stoffwechsel an. Es sorgt für Durchlässigkeit und Austausch. Das Salz eignet sich nicht nur zur körperlichen Reinigung. Es hilft auch der Seele, sich von »Müll« zu befreien. Es führt zu neuer Kraft nach schwierigen Prozessen und gibt wieder mehr Selbstvertrauen.

Antlitzdiagnose: weiße, alabasterartige Hautfärbung - wie Gips - im Bereich von Gesicht und Hals. Eventuell Altersflecken.

Zungendiagnose: hinten an der Zungenwurzel mit einer Schicht belegt, die wie halb trockener Lehm aussieht; oft Wundheitsgefühl.

➲ **Anwendung:** Die Regelpotenz von Calcium sulfuricum ist die D6. Es wirkt stark reinigend auf die Schleimhäute. Es bringt Eiterungen zum Abschluss und darf daher nur bei vorhandener Abflussmöglichkeit eingesetzt werden. Als Herddiagnostikum kann es Eiterherde aufflackern lassen. Die biochemische Calcium sulfuricum-Salbe hat sich bei Altersflecken, Akne sowie bei Furunkeln und Abszessen bewährt.

Phytotherapie

Bei der antipathischen Therapie gilt es, den Gegenpol zum dominanten Wasserelement zu stärken. Um den weichen, feuchten Gefühlsmenschen zu erwärmen, haben sich »feurige« Pflanzen bewährt: Arnika (Arnica montana), Basilikum (Ocimum basilicum), Engelwurz (Angelica archangelica), Kapuzinerkresse (Tropaeolum majus), Knoblauch (Allium sativum), Meerrettich (Armoracia rusticana), Schwarzer Pfeffer (Piper nigrum), Schöllkraut (Chelidonium majus), Seifenkraut (Saponaria officinalis), Schwarzer Senf (Brassica nigra), Wermut (Artemisia absinthium), Ysop (Hyssopus officinalis), Zimt (Cinnamomum ceylanicum oder cassia).

Da wasserdominante Patienten zu Erkrankungen neigen, die durch übermäßige Feuchtigkeit, Schwellung, Fülle und Stoffwechselstörungen gekennzeichnet sind, gilt es diese auszuleiten. Diese Eigenschaften bringen folgende Pflanzen mit: Löwenzahn (Taraxacum officinale), Brennnessel (Urtica dioica), Ackerschachtelhalm (Equisetum arvense), Teufelskralle (Harpagophytum procumbens) regen den Stoffwechsel und die Diurese an und fördern die Durchblutung im Gelenksbereich. Außerdem haben sich Pflanzen mit antiphlogistisch-analgetischen und antiödematösen Eigenschaften wie Rosskastanie (Aesculus hippocastanum), Beinwell (Symphytum officinale) oder Herbstzeitlose (Colchicum autumnale, verschreibungspflichtig) zur äußeren Anwendung bewährt. Weitere Aquaretika sind Birke (Betula pendula), Goldrute (Solidago virgaurea) und Orthosiphon (Orthosiphon aristatus). Auch eine Lebertherapie, z. B. mit Mariendistel (Silybum marianum), ist sinnvoll, da die Leber häufig in Mitleidenschaft gezogen ist.

Wählt man die in Frage kommenden Heilpflanzen aufgrund einer Mischbetrachtung aus Signaturenlehre und vorwiegendem Wirkungsspektrum, kommen folgende Pflanzen zum Tragen: Bilsenkraut, Blasentang, Brombeere, Eibisch, Frauenmantel, Hanf, Herbstzeitlose, Isländisch Moos, Kalmus, Knoblauch, Küchenschelle, Kürbis, Majoran, Mönchspfeffer, Nieswurz, Passionsblume, Pestwurz, Schlafmohn, Sonnentau, Stechapfel, Taubnessel und Weiße Malve.

Lebensführung

Die Therapie kann nur erfolgreich sein, wenn der Patient aktiv mitarbeitet. Dazu gehören eine schonende Gewichtsreduktion bei Übergewicht, Stressminimierung durch die Einhaltung eines geregelten Tagesablaufs sowie ausreichend Schlaf, Verzicht auf Nikotin und Alkoholkonsum. Zugleich sollte die Trinkmenge mit Kräutertees und stillem Wasser auf drei Liter täglich gesteigert werden. Einer Übersäuerung des Körpers durch langjährige Fehlernährung kann durch Heilfasten oder eine milde Ableitungsdiät, wie z. B. der Kartoffeldiät, sowie durch die Umstellung auf eine basenreiche und überwiegend laktovegetabile Vollwertkost entgegengewirkt werden. Verdauung und Entschlackung lassen sich mit Chili, Schwarzem Pfeffer, Ingwerpulver, Senf, Nelken, Knoblauch, Meerrettich und Zimt anregen. Außerdem sind zu empfehlen: reichlich frisches Obst in der warmen Jahreszeit, wenig Gemüserohkost, viel schonend gekochtes Gemüse, Hülsenfrüchte in Maßen, ausreichend Bitterstoffe wie bittere Salate und Kräuter. Süßes Gebäck und Süßigkeiten sollten dagegen gemieden werden.

Wasserdominante Patienten neigen zum einen zur Unterordnung und Demut bis hin zur Duckmäuserei, zeichnen sich zum anderen aber durch Hingabe, Einfühlungsvermögen und Intuition aus. Sie wirken häufig instabil, träge, faul und unselbständig und sind »nahe am Wasser gebaut«, Ihr Denken ist romantisch, phantasievoll, mystisch, lyrisch, standpunktlos, uferlos, nebelhaft. Ihr Handeln ist gefühlsbetont, hilfsbereit, aufopferungsvoll, barmherzig, uneigennützig, unpraktisch, willensschwach, haltlos, unzuverlässig. Berufe, die diese Attribute zum Teil erfüllen könnten, wären z. B. alle sozialen Berufe, eher unselbständige Berufe mit familiärem Arbeitsklima, Seelsorger, Lyriker, Psychotherapeuten, Heilpraktiker sowie Berufe aus der Schifffahrt, wie z. B. Matrosen oder Fischer.

Daraus lässt sich zusammenfassend ableiten, dass die konstitutionelle Entsprechung »Wasser« nach Hippokrates dem weichen Gefühlsmenschen und dem phlegmatischen Temperament und nach der humoralen Säftelehre nach Galen dem Schleim am nächsten kommt. Dem Wasserelement sind in der Astrologie die Tierkreiszeichen Krebs, Skorpion und Fisch zugeordnet.

9

Feuerelement am Fuß

Muskulatur ... 128
Herz ... 129
Lunge ... 130
Schilddrüse ... 131
Allgemeine Zeichen am Fuß ... 132
Feuerdominanter Mensch ... 132
Erkrankungstendenzen ... 134
Therapie ... 134

Das Feuerelement ist ein männliches, aktives Element. Es ist ein heißes, dynamisches und forderndes Element, das sich vermehren und immer heftiger brennen will. Es steht für Individualität, Unabhängigkeit, Ehrgeiz, Mut und Mangel an Überlegung sowie schnelle impulsive Entscheidungen. Feuer entspricht der Welt des Handelns. Die Hände sind Ausdruck des Feuers: Sie gestalten und sind aktiv. Das Feuerelement zeigt, wie ein Mensch sein Leben in die Hand nehmen kann. In ihm wird die echte Wahrnehmung verwischt und verdunkelt. Das Feuerelement steht für Zwanghaftigkeit und die Neigung, im Mittelpunkt zu stehen. Feuer kann aber auch scheinen, Licht verbreiten oder wärmen, ohne zu verbrennen. Deshalb steht es auch für die Hoffnung und einen Ort des inneren Gleichgewichts. Dieses Element repräsentiert das Muskelsystem. Durch Bewegung wird Sauerstoff verbrannt und der Körper erwärmt. Der wichtigste Aspekt des Feuerelements in der Fußanalyse bezieht sich auf das Ego, den Selbstrespekt und die innere Kraft und Handlungsfähigkeit eines Menschen, um das Leben zu bewältigen.

Das Feuerelement ist am Vorfuß im Bereich der Fußballen, unterhalb der Zehen lokalisiert. Wenn das Element im Gleichgewicht ist, ist das Gewebe voll, rötlich und warm. Die Haut sollte gröber sein als in der Wasserzone, aber nicht so grob wie in der Erdzone.

Dem Feuerelement werden die Muskulatur, das Herz, die Lungen und die Schilddrüse zugeordnet.

Muskulatur

Das Muskelgewebe macht etwa zwei Fünftel unseres Körpergewichts aus. Es gibt zwei Arten von unwillkürlichen Muskeln: die glatte Muskulatur, die sich in den Wänden von Verdauungs- und Harnwegskanälen, in Hohlorganen sowie in den Blutgefäßen findet, und die Herzmuskulatur. Die gestreiften Muskeln gehören zur willkürlichen Muskulatur, sind jedoch auch von unbewussten Reflexen betroffen. Die Muskeln haben im Wesentlichen zwei Funktionen, nämlich Anspannen und Entspannen. Die ungestörte Ausübung dieser beiden Funktionen ist wichtig für das Gleichgewicht des Körpers.

Organsprache: Zum großen Komplex von Muskelschmerzen und Verspannungen im Umfeld der Wirbelsäule und des Schulter-Arm-Bereiches gehören vielfältige psychosomatische Prozesse. Ein gesunder Rücken ist robust und kräftig genug, um täglich zahlreiche Erschütterungen aufzufangen und Lasten zu tragen. Menschen mit Rückenverspannungen und Schmerzen sind häufig ängstlich, zweifelnd und in Fluchtstimmung. Sie möchten lieber davonlaufen, als ihr Leben anpacken. Sie ducken sich unter der täglichen Last. Diese Menschen haben eventuell in einem Familienmilieu gelebt, in dem die Eltern häufig straften. Elterliche Strafwütigkeit kann Kinder von ihrer »Schlechtigkeit« überzeugen. Ständig haben sie das Gefühl, der Welt noch etwas schuldig zu sein. Als Erwachsene neigen sie dann zu Selbstbestrafungen, indem sie sich permanent zu viel aufladen. Auch die äußere Form der Arme kann Aufschluss über grundlegende Probleme geben. Muskelbepackte Arme symbolisieren Kraft, aber auch Schwerfälligkeit. Schwache, dünne Arme bilden den Gegenpol und können darauf hinweisen, dass ihr Träger nicht in der Lage ist, sein Leben in die Hand zu nehmen.

Herz

Trotz seiner ungeheuren Pumpleistung ist das Herz nicht größer als die geballte Faust seines Trägers. Seine einzige Funktion ist es, Blut von den Venen in die Arterien zu pumpen.

Organsprache: Die Sprache des Herzens ist von jeher die Sprache der Liebe. So gesehen hat z. B. die Herzneurose etwas mit Liebe zu tun. Menschen, die daran leiden, fürchten, Liebe zu verlieren - oder schlimmer noch: Sie befürchten, sich zu verlieben, um dann in Stich gelassen zu werden. Wer mit solchen Ängsten leben muss, hat diese in sich verschlossen. Diese Menschen sind häufig in einer Atmosphäre aufgewachsen, in der man nicht gefühlsoffen über Konflikte und Probleme reden konnte. So hat der erwachsene Herzneurotiker Schwierigkeiten, auch nur andeutungsweise über Ängste, Kränkungen oder Enttäuschungen zu sprechen. Ähnlich ist es beim Herzinfarkt. Hinter dieser Erkrankung verbirgt sich häufig eine tief verwurzelte Verlustangst, die nicht selten im Säuglingsalter ihren Anfang nahm. Mitunter wurde der Säugling bereits in seinen Gefühlen, in seinen passiven Bedürfnissen nach Hingabe, Geborgenheit und Liebe, verletzt. Als Reaktion auf erlebte Gefühlsarmut ist das Kind gezwungen, sich selbst etwas anzutun. Es lernt, sich anzupassen, sich unterzuordnen und seine Gefühle zu verstecken oder zu kompensieren. Beim Erwachsenen können Depressionen, Perfektionismus bis hin zur Zwanghaftigkeit die Folge sein. Bei Versagen können gegen sich selbst gerichtete Aggressionen den Herzmuskel regelrecht »auffressen«. Auch ein veränderter Blutdruck gibt Aufschluss: Ein Mensch mit niedrigem Blutdruck weicht größeren Widerständen aus; es fehlt ihm an Standfestigkeit und er scheut größere Herausforderungen. Ein Mensch mit hohem Blutdruck steht ständig unter Druck. Ein kurzfristig erhöhter Blutdruck hat die Funktion, mehr Energie zur Problem- oder Konfliktlösung bereitzustellen. Der Bluthochdruckpatient aber meidet die direkte Konfliktlösung.

Lunge

Mit Hilfe des Atmungssystems ist der Körper in der Lage zu atmen, d.h. Sauerstoff und Kohlendioxid mit der Umgebung auszutauschen. In den einzelnen Körperzellen wird Sauerstoff bei den Verbrennungsvorgängen des Stoffwechsels zur Energiegewinnung verbraucht und Kohlendioxid als Abfallprodukt gebildet. Die Lunge, ein Netz aus hohlen Röhren und Säckchen, hat die Funktion, den benötigten Sauerstoff aus der Luft aufzunehmen und Kohlendioxid als Stoffwechselendprodukt abzutransportieren.

Organsprache: Veränderungen in der Lunge wirken »atemberaubend«. Atmung bedeutet Leben. Sie steht in unmittelbarem Zusammenhang mit der Begegnung und Auseinandersetzung mit der Welt. Wenn ein Mensch sagt, dass ihm die Luft wegbleibt, dass es ihm den Atem verschlägt oder dass er jemandem etwas hustet, drücken diese Worte eine unmittelbare Störung in der Beziehung zur Umwelt aus. Atmung ist ein Symbol des Tauschens, des Gebens und des Nehmens, von Spannung und Entspannung. Menschen mit Atemproblemen haben häufig Probleme, sich zu entscheiden und Verantwortung zu übernehmen. Zermürbende Spannungen, Konflikte und Enttäuschungen, anhaltende Ängste und Zwiespältigkeiten können das Problem verstärken. Diese Menschen neigen zu schneller, flacher Atmung und Seufzern. Es ist, als müssten sie gestaute Energie stoßweise abatmen. Wenn es diesen Patienten gelingt, wichtige Entscheidungen zu treffen, verbessern sich ihre körperlichen Beschwerden meist rasch. Häufig ist diesen Menschen eine große Verletzlichkeit, gepaart mit Minderwertigkeitsgefühlen zu eigen. Stets ist etwas Anklammerndes vorhanden, stets ist da etwas, das ihnen das Loslassen schwer macht. Dadurch geraten sie in einen Abhängigkeitskonflikt. Der Asthmakranke z.B. möchte frei sein von seiner Atemnot, möchte frei sein von seinem Abhängigkeitsbestreben, aber er möchte jemanden haben, der sich um ihn kümmert. Es ist ein ständiger Schrei nach Zuneigung. Nicht selten haben Asthmatiker eine starke, autoritäre Mutter und einen Vater, der in vielen Lebensbereichen auch noch von der Mutter kontrolliert wird.

Schilddrüse

Die Schilddrüse ist ein lappig gebautes Organ, das unterhalb des Kehlkopfes die Luftröhre H-förmig umlagert und beidseits hinter der Luftröhre endet. Sie ist eine innersekretorische Drüse, das heißt, sie gibt ihre Hormone unmittelbar in die Blutbahn ab und reguliert darüber den Grundstoffwechsel der Körperzellen. Sie beeinflusst das Knochenwachstum, den Cholesterinspiegel des Blutes und die Beschaffenheit der Haut. Das Schilddrüsenhormon Thyroxin intensiviert und beschleunigt fast jede chemische Reaktion in den Körperzellen. Kalzitonin begünstigt die Kalziumaufnahme in den Knochen und beeinflusst so das Knochenwachstum.

Eine Überfunktion (Hyperthyreose) führt zu einer Steigerung der Stoffwechselvorgänge, also zur schnelleren Verbrennung der Nährstoffe und zu nervöser Übererregbarkeit. Eine Unterfunktion (Hypothyreose) entsteht beispielsweise, wenn der Körper einen Jodmangel nicht ausgleichen kann. Sie führt zu einer Verlangsamung der Lebensfunktionen, also zur Drosselung der Verbrennungsvorgänge, zu Wachstumsverzögerung und Müdigkeit. Das Herz schlägt langsamer, man friert schneller, die Haut wird dicker, die Haare struppig und trocken. Antrieb und Motorik sind stark herabgesetzt. Es kann zu Depressionen kommen.

Organsprache: Eine Hyperthyreose kann im Anschluss an starke emotionale Belastungen und schwerwiegende Lebenssituationen entstehen. Todesfälle, Verlusterlebnisse können sowohl auslösend als auch verschlechternd wirken. Wenn akute Ereignisse fehlen, der Patient aber chronisch an einer Schilddrüsenüberfunktion leidet, ist dies ein Hinweis auf chronische Spannungen, wahrscheinlich verursacht durch Lebensereignisse, die nicht verarbeitet wurden. Er befindet sich ständig in einer »Angriff-oder-Flucht«-Situation. Hyperthyreosepatienten stehen unter starkem Leistungsdruck und sind ständig in Bereitschaft, alles besser machen zu müssen als andere. Sie stehen sozusagen unter einem inneren Konkurrenzzwang, der meist schon in der Kindheit begann. Häufig trifft es jene Kinder, die sich mehr Verantwortung haben auferlegen lassen. Diesem Leistungsdruck hielten sie aber nicht stand. Die große Verantwortungsübernahme war ständig mit Angst verbunden. Arbeitswut und Leistungsdrang haben die Funktion, die Angst wegzudrücken und sich vom eigentlichen Problem ablenken zu lassen. Sie sind beseelt vom Wunsch, für andere zu sorgen und gleichzeitig unfähig, sich selbst zu versorgen.

Der Hypothyreosepatient fühlte sich häufig in der Kindheit alleingelassen. Was ihm fehlte, war eine Bindung an eine Bezugsperson, die ihm das Gefühl geben konnte, ein besonderes, einzigartiges Wesen zu sein. Durch dieses mangelhaft ausgeprägte Selbstwertgefühl fällt es ihm in der Gegenwart schwer, sich auf die Umwelt gefühlsmäßig einzulassen. Dadurch ist er im Kontakt mit anderen eher oberflächlich und wenig stabil. Diese Menschen sind durch eine tiefe Traurigkeit gekennzeichnet. Oft haben sie das Gefühl, dass sich noch nie jemand wirklich um sie gekümmert hat. Die Ursache dafür suchen sie mehr bei sich selber als in der Umwelt. Dies führt zu innerem Rückzug und zur Apathie.

Allgemeine Zeichen am Fuß

Allgemeine Zeichen im Feuerelement hindern das Feuer am Brennen. Die Muskelspannung, die Herztätigkeit, die Atmung und der Stoffwechsel können davon betroffen sein. Kreativität, Selbstausdruck, Selbstvertrauen und handwerkliches Geschick sind möglicherweise gestört.

Feuerdominanter Mensch

Beim Menschen mit vom Feuerelement dominierten Füßen sind die Füße groß, fast dreieckig und sehr warm. Sie neigen häufig zur Abknickung der Großzehe im Großzehengrundgelenk zur Kleinzehenseite hin (Hallux valgus). Der feuerdominante Fuß ist berührungsempfindlicher als der erddominante, aber unempfindlicher als der wasserdominante Fuß. Sein Fleisch fühlt sich voll und fest, aber nicht teigig an. Die Haut ist straff und trocken. Die Muskeln sind kräftig, gespannt aber biegsam. Die Zehen sind eher mittelgroß. An der Fußsohle im Bereich der Zehenballen entsteht häufig eine dicke Hautfalte, so dass die Zehen fußsohlenseits viel kürzer als fußrückenseits aussehen.

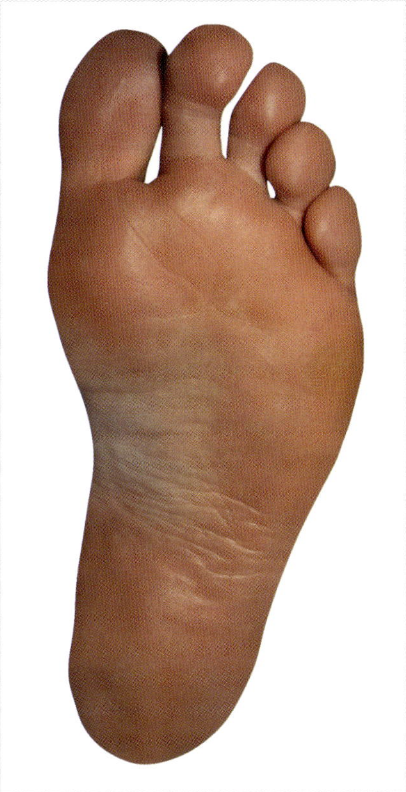

Abb. 21: Feuerdominanter Fuß

Die Sehnen der Zehen zeigen sich deutlich am Fußrücken; sie wirken angespannt und krümmen die Zehen.

Beim feuerdominanten Menschen bestimmen Dynamik, Handlung, Ehrgeiz und Egoismus das Leben. Sie sind geschäftig, dynamisch und neigen zu Bewegungen ohne Vorwarnung. Feuer im Überschuss macht ungeschickte Hände. Feuerdominante Patienten können sich nur schwer entspannen. Sie halten die Füße kontrolliert zur Untersuchung hin, sie strecken sie nicht einfach nur aus. Sie wollen beherrschen und kontrollieren, selbst in der Therapie. Diese Menschen sind sehr mit sich selbst beschäftigt und neigen dazu, alles persönlich zu nehmen. Sie werten häufig und versuchen stets das letzte Wort zu haben. Ihre natürliche Autorität verleiht ihnen Führungsqualitäten, dagegen arbeiten sie nicht gerne im Team. Sie neigen zu Machtstreben, Selbstherrlichkeit, Hitzigkeit und merken selten, wenn sie ihre Mitmenschen verletzen. Ihre Willenskraft, Begeisterungsfähigkeit und ihr Organisationstalent sind schier unerschöpflich.

Erkrankungstendenzen

Feuerdominante Patienten neigen zu Erkrankungen, die kurz, heftig, hitzig und eventuell plötzlich tödlich sind.

Im Bereich des Bewegungsapparates neigen sie durch übertriebenen Ehrgeiz zu Muskelkater und Muskelabrissen, Sehnenscheidenentzündungen, Knochenhautentzündungen und Arthritis. Rheuma tritt in akuten Schüben auf.

Typische Erkrankungen im Herz- und Kreislaufsystem sind der Bluthochdruck und der Herzinfarkt, der völlig überraschend, heftig und tödlich verlaufen kann. Psychosomatische Untersuchungen haben ergeben, dass gerade unter Herzinfarktpatienten solche sind, die besonders intensiv und andauernd nach Erfolg streben. Sie verfolgen ihre Ziele ohne Abweichungen, sind ehrgeizig und hungern nach Bestätigung.

Alle Schleimhäute sind eher trocken, so dass es zu trockenem, bellendem Husten, Reizhusten, Asthma und trockenen Rippenfellentzündungen mit hohem Fieber kommen kann. Der Verdauungstrakt reagiert eher mit akuter Magenschleimhautentzündung und Verstopfung trotz schnellem Stoffwechsel. Frauen im Klimakterium leiden besonders unter Hitzewallungen.

Therapie

Beim feuerdominanten Patienten ist es wichtig, ihn einfühlsam in seiner Hitzigkeit zu dämpfen, diese in Wärme zu wandeln und die Gewebe zu befeuchten.

Biochemie

Feuer/Widder: Nr. 3 Ferrum phosphoricum D12

Ferrum phosphoricum ist Bestandteil von Blut und Muskelzellen. Es ist das Salz für alle plötzlich auftretenden Erkrankungen, für alle entzündlichen und fieberhaften Prozesse bis ca. 38.5°C, also das Mittel des ersten Entzündungsstadiums mit Röte, Hitze, Schmerz und Schwellung. Es unterstützt den Eisenstoffwechsel und beeinflusst den arteriellen Blutkreislauf. Das Salz eignet sich für Menschen, die trauern oder deprimiert sind. Es fördert die Kraft zur Selbstbehauptung und bringt die »Lebenswärme« zurück.

Antlitzdiagnose: Charakteristisch ist die sogenannte »Ferrumröte«. Sie ist sicht- und fühlbar, da sie mit Hitze einhergeht. Sie bildet sich zuerst auf der Stirn, dann im Bereich der Wangen und Ohren. Hinzu kommt der sogenannte »Ferrumschatten«, ein blau-schwarzer Schatten an der Nasenwurzel und unter den Augen.

Zungendiagnose: eher unspezifische Zeichen. Die seitlichen Zungenränder können gerötet sein. In akuten Fällen ist die Zunge oft trocken und hinten an der Zungenwurzel weiß belegt.

➲ **Anwendung:** Ferrum phosphoricum wirkt in der D3 tonisierend und ist in dieser Potenz z. B. bei Anämie oder Hypotonie einzusetzen. In der D6 wirkt es ausgleichend und in der D1 beruhigend, kann daher z. B. bei Entzündungen oder Hypertonie eingesetzt werden. Die biochemische Ferrum phosphoricum-Salbe hat sich bewährt bei frischen Wunden, Knochenbrüchen, Quetschungen, juckenden, nesselsuchtartigen Hautausschlägen und allgemein bei Blutfülle mit Schmerzen.

Feuer/Löwe: Nr. 9 Natrium phosphoricum D6

Natrium phosphoricum kommt in Gehirnzellen, Nerven, Muskeln, roten Blutkörperchen und im Bindegewebe vor. Es hat einen engen Bezug zur Milch- und zur Harnsäure - und damit zu rheumatoiden Erkrankungen und Gicht. Es ist das Entsäuerungsmittel der Wahl, wenn Schwäche, Ermüdung und Überreizung auf Übersäuerung beruhen. Natrium phosphoricum regt den Fettstoffwechsel an und macht harnpflichtige Stoffe harnfähig. Das Salz hilft allen Menschen, die »sauer« sind, sowohl körperlich als auch seelisch.

Antlitzdiagnose: fettiger stumpfer, abwaschbarer Glanz auf der Stirn, Fettglanz im Bereich der Nasenflügel, große Hautporen, häufig Mitesser oder Pickel. Neigung zu Hängebacken.

Zungendiagnose: Zunge feucht, weiß, mit dickem, goldgelb schimmerndem Belag an der Zungenwurzel.

➲ **Anwendung:** Die Regelpotenz von Natrium phosphoricum ist die D6. Da es den Stoffwechsel aktiviert, sollte die Einnahme vor- oder spätestens nachmittags erfolgen. Die biochemische Natrium phosphoricum-Salbe wird angewandt bei bläschen- und pustelförmigen Hautausschlägen mit honiggelbem Inhalt, bei Furunkulose und beginnender Brustdrüsenentzündung.

Feuer/Schütze: Nr. 10 Natrium sulfuricum D6

Natrium sulfuricum ist vorwiegend Bestandteil von Gewebeflüssigkeiten, wie z. B. dem Gallensaft. Es entzieht den Abbauprodukten das Wasser, beschleunigt somit den Zerfall und sorgt anschließend für zügige Ausscheidung, wirkt also zentrifugal, d. h. von innen nach außen, und somit blutreinigend und entwässernd. Das Salz wirkt im Körper wie ein Katalysator, ein Initiator und Beschleuniger. Es hilft auch der Seele, schneller »umzubauen«, damit sie wieder besser für sich sorgen kann.

Antlitzdiagnose: grün-gelbliche Gesichtseinfärbung wie eine unreife Zitrone. Vorkommen besonders im Bereich der Schläfen, äußerer Augenwinkel, vor den Ohren und auf dem Nasensattel. Eventuell gelbstichiges Augenweiß. Geschwollene Augen bzw. Tränensäcke. Bläuliche Röte an der Nasenspitze (»Schnapsnase«).

Zungendiagnose: Zungenwurzel goldgelb, morgens eher schmutzig-gelb oder grünlich bis bräunlich belegt, bitterer Mundgeschmack.

➲ **Anwendung:** Die Regelpotenz von Natrium sulfuricum ist die D6. Dieses Mittel passt bei allen Erkrankungen der Ausscheidungsorgane, sowie bei nässenden Unterschenkelgeschwüren, Ödemen und rheumatischen Beschwerden. Patienten, die ständig frostig sind, auch nachts im Bett nicht richtig warm werden, verlangen quasi nach diesem Mittel. Die biochemische Natrium sulfuricum-Salbe verwendet man bei eitrigen Hautausschlägen mit gelblich-wässrigem Bläscheninhalt, Erfrierungen sowie Nervenschmerzen. Ebenfalls bewährt hat sich die Salbe bei Hautpilzerkrankungen.

Phytotherapie

Im Rahmen der antipathischen Therapie wird der Gegenpol des dominanten Feuerelements gestärkt. Um den hitzigen, energiegeladenen Willensmenschen auszugleichen, haben sich Pflanzen bewährt, die kühlen und befeuchten: Boldoblätter (Peumus boldus), Maiglöckchen (Convallaria majalis), Passionsblume (Passiflora incarnata), Rose (Rosa damascena oder centifolia), Veilchen (Viola odorata) und Wolfstrapp (Lycopus europaeus). Um die Hitze zu nehmen, werden für den Bewegungsapparat Pflanzen mit kühlender, entzündungshemmender und schmerzlindernder Wirkung eingesetzt. Bewährt haben sich Arnika (Arnica montana), Johanniskraut (Hypericum perforatum), Esche (Fraxinus excelsior), Zitterpappel (Populus tremula) und besonders

Beinwell (Symphytum officinale). Auch im Bereich der Schleimhäute wirken reizlindernde Pflanzen besonders gut. Huflattich (Tussilago farfara), Eibisch (Althaea officinalis), Spitzwegerich (Plantago lanceolata) und Isländisch Moos (Cetraria islandica) haben sich für den Bronchialbereich bewährt. Einreibungen oder Inhalationen mit Eukalyptusöl (Eucalypti aetheroleum) wirken spasmolytisch, ebenso die Heilpflanzen Meerträubchen (Ephedra sinica), Khella (Ammi visnaga), Thymian (Thymus vulgaris) und Efeu (Hedera helix). Die häufigsten koronarwirksamen Herzpflanzen sind Weißdorn (Crataegus laevigata), Khella (Ammi visnaga), Melisse (Melissa officinalis), Knoblauch (Allium sativum) und Adonisröschen (Adonis vernalis). Herzgespann (Leonorus cardiaca) ist sowohl eine herzwirksame Heilpflanze, als auch im Rahmen einer Schilddrüsenüberfunktion wirksam. Eine weitere Heilpflanze mit thyreostatischer Wirkung ist der Wolfstrapp (Lycopus europaeus).

Wählt man in Frage kommende Heilpflanzen aufgrund einer Mischbetrachtung aus Signaturenlehre und vorwiegendem Wirkungsspektrum, kommen folgende Pflanzen zum Tragen: Adonisröschen, Arnika, Artischocke, Baldrian, Blutwurz, Brennnessel, Brunnenkresse, Eisenhut, Fingerhut, Ginkgobaum, Ingwer, Knoblauch, Königin der Nacht, Königskerze, Lorbeerbaum, Löwenzahn, Mariendistel, Odermennig, Ölbaum, Oleander, Ringelblume, Rosmarin, Sanddorn, Silberdistel, Sonnenhut, Ulme, Walnuss, Weißdorn und Wermut.

Lebensführung

Feuerdominante Menschen sind in der Regel aktive Patienten. Sie müssen eher Ruhe verordnet bekommen. Regelmäßiger ausreichender Schlaf sowie Stressminimierung sind wichtige Voraussetzungen für einen Therapieerfolg. Aufenthalte an kühler frischer Luft sind hervorragend, ebenso kühlende Maßnahmen, wie z.B. kalte Retterspitz-Umschläge, Quarkauflagen und kühle Arnikatinkturkompressen.

Bei der Ernährung gilt es, die meist zu knappen Vorräte an Vitalstoffen aufzufüllen und ausreichend Flüssigkeit aufzunehmen. Fleischreduzierte Nahrung wäre von Vorteil. Für den feuerdominanten Patienten sind zudem empfehlenswert: viel frisches Obst zu jeder Jahreszeit, viele Salate und Gemüserohkost, Kohlenhydrate besonders in Form von Reis, Hafer und Dinkel. Scharfe Gewürze, Bitteres, Saures und Salziges sind zu meiden, milde Gewürze zu bevorzugen. Süßigkeiten verträgt der feuerdominante Mensch von allen

Typen am besten. Dennoch sollte der Konsum bei übermäßigem Genuss eingeschränkt werden.

Feuerdominante Patienten neigen zum einen zu Dominanz, Führung und Autorität. Zum anderen können sie sich durch Warmherzigkeit und Begeisterungsfähigkeit auszeichnen. Sie sind willensstarke Energiebündel und haben Mut zu Veränderungen. Mitunter handeln sie, bevor sie denken! Ihr Denken ist scharfsinnig, kraftvoll, organisatorisch, ganzheitlich, schöpferisch, eigensinnig, begeisterungsfähig, großspurig und optimistisch. Ihr Handeln ist selbständig, unabhängig, impulsiv, risikofreudig, improvisierend, direkt, hektisch, tyrannisch und entschlossen. Berufe, die diese Attribute erfüllen könnten, sind z. B. selbständig leitende Positionen in Wirtschaft und Industrie, vielleicht auch beim Militär, Unternehmer und künstlerische Tätigkeiten mit Gewichtung auf Eigenkreativität und Ausstrahlung, »angesehene« Berufe, Repräsentationsberufe, strategische Berufe, Manager, Priester, Missionare, Vortragstätigkeiten, Schauspieler oder Rennfahrer.

Daraus lässt sich zusammenfassend ableiten, dass die konstitutionelle Entsprechung »Feuer« nach Hippokrates dem energiegeladenen Willensmenschen und dem cholerischen Temperament und nach der humoralen Säftelehre nach Galen der Gelbgalle am nächsten kommt. Dem Feuerelement sind in der Astrologie die Tierkreiszeichen Widder, Löwe und Schütze zugeordnet.

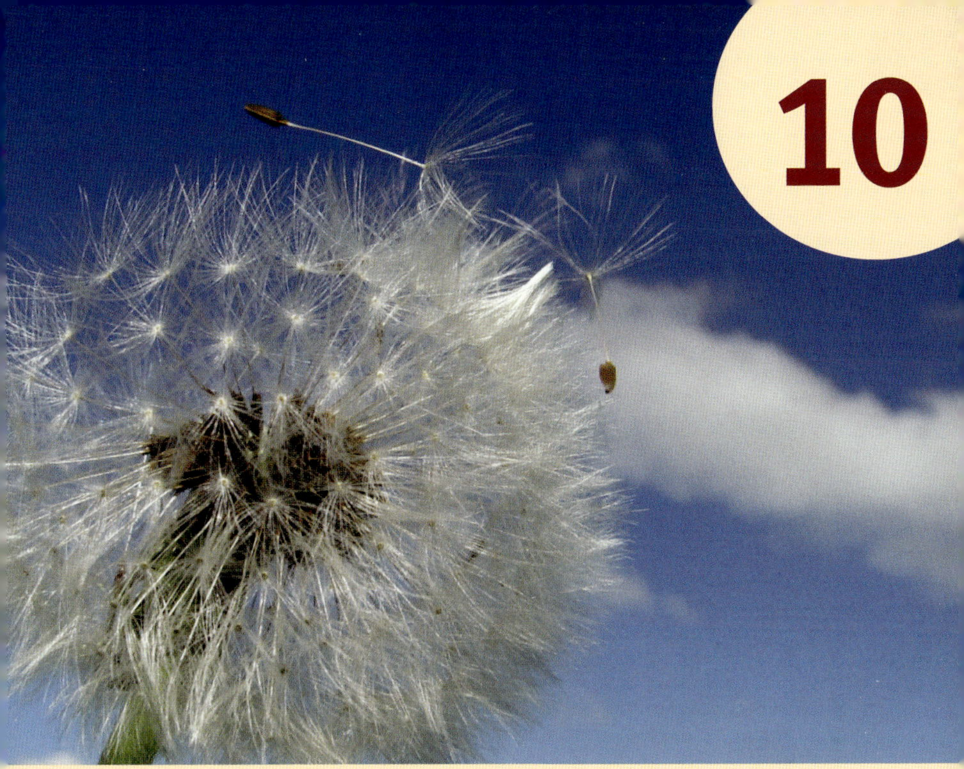

10

Luftelement am Fuß

Gehirn 140
Hypothalamus 142
Hypophyse 143
Augen 143
Ohren 144
Nase 145
Mund, Kiefer, Lippen 145
Hals, Kehlkopf 147
Haut 148
Allgemeine Zeichen am Fuß 149
Luftdominanter Mensch 149
Erkrankungstendenzen 150
Therapie 151

Das Luftelement ist ein männliches, positives Element. Die charakteristischen Merkmale sind Verstehen, Denken, Begreifen, Organisieren, Wahrnehmung, Gedächtnis und die Fähigkeit zur Kommunikation. Die Luftenergie ist hell, leicht und flüchtig. Sie kann lästig sein, kalt, stürmisch, aufgewühlt und gefährlich, aber auch kreativ, lebendig und imaginativ. Sie dringt an jeden Ort. Sie neigt dazu, sich zu zerstreuen oder sich anzupassen. Das Luftelement steht für alle mentalen Vorgänge, also Hören, Sehen, Riechen, Schmecken, Denken, Sprechen und Fühlen. Damit steht es aber auch für Geistesabwesenheit, Vergesslichkeit, Ungeduld, Kritikunfähigkeit, Ignoranz, eingeprägte Muster, Prinzipien, Theorien, Erklärungen, Flüchtigkeit und das Verlangen nach Veränderung. Der wichtigste Aspekt des Luftelements in der Fußanalyse bezieht sich auf die mentale Stärke, die Intelligenz und Logik eines Menschen, um das Leben zu bewältigen.

Das Gebiet des Luftelements erstreckt sich von den Zehenwurzeln bis zu den Zehenspitzen. Die Haut ist heller als die des Feuergebietes, aber dunkler als die der Wasserzone. Wenn das Element im Gleichgewicht ist, zeigen die Zehen ihre volle Größe. Sie sind gerade, leicht biegsam, leicht gespreizt und in der horizontalen Ebene gleichmäßig angeordnet.

Dem Luftelement werden das Gehirn, der Hypothalamus, die Hypophyse, Augen und Ohren, Nase, Mund, Kiefer, Lippen, Hals, Kehlkopf, Schilddrüse sowie die Haut zugerechnet.

Gehirn

Das Gehirn ist der zentrale Computer, der sowohl die willkürlichen als auch die unwillkürlichen Körpersysteme beherrscht. Es kontrolliert das Zentralnervensystem und das innersekretorische System, welche beide gemeinsam die komplexen Tätigkeiten des Gesamtorganismus regulieren. Einige der zwölf Hirnnervenpaare, die vom Gehirn ausgehend zum Körper ausstrahlen, dienen der Sinneswahrnehmung und zählen zu den sensorischen Nerven.

Organsprache: Vieles bereitet den Menschen Kopfschmerzen oder lässt sie vor Unverständnis an den Kopf greifen. Der Sitz des Gehirns und der Sinnesorgane reagiert empfindlich auf die immerzu anrückenden Widrigkeiten des täglichen Lebens. Das Hirn selber ist nicht schmerzempfindlich. Blutgefäße und Teile des Nervensystems plagen manchen fast sein Leben lang im

Schädelbereich. Viele Menschen in der heutigen Zeit werden als kopflastig beschrieben. Das bedeutet, dass sie mehr denken als fühlen. Kopfschmerzen kann man daher auch als Aufforderung verstehen, weniger mit dem Intellekt und mehr aus dem Gefühl heraus zu leben.

Gesichtsschmerzen setzen plötzlich und stechend ein. Sie konzentrieren sich auf bestimmte Stellen im Gesicht und lassen sich auch durch Berührung auslösen. In der Leidensgeschichte des Patienten lassen sich meistens persönliche Niederlagen ausmachen, die als Kränkung empfunden wurden und die man im übertragenen Sinne als Schläge ins Gesicht deuten kann.

Spannungskopfschmerzen äußern sich auch in Muskelverspannungen im Gesicht und Nacken. Sie nehmen einen dumpfen Charakter an und strahlen diffus aus. Dieses Symptom kann auf mangelnde soziale und körperliche Kompetenz und fehlende Abgrenzungsmöglichkeiten hinweisen. Die Schmerzen erzwingen einen Rückzug und verschaffen so Freiräume, die sich der Betroffene ohne Schmerzen nie genommen hätte.

Unter Migräne versteht man anfallsartig wiederkehrende starke Kopfschmerzen, die meist eine Schädelseite im Bereich der Schläfe oder über dem Auge betreffen und mit Sehstörungen und Übelkeit einhergehen können. Diese Patienten sind oftmals sehr leistungsbewusst und ehrgeizig und gönnen sich kaum eine Pause. Der Migräneanfall stoppt aber jede Aktivität. Der Patient kann nur noch ausruhen, will nichts mehr sehen und hören.

Eine besondere Gruppe von Kopfschmerzen bilden die hypochondrischen Kopfschmerzen, zu denen auch die sogenannten Konversionskopfschmerzen zählen. Bei Konversionskopfschmerzen werden Konflikte auf das Gehirn verlagert. Der Patient empfindet die Beschwerden mehr als Druck im Kopf. Dieser Druck erschwert das Denken und lähmt die Entschlusskraft. Es handelt sich um Schmerzen, für die der Arzt keine organischen Ursachen findet. Deshalb halten viele Menschen diese Kopfschmerzen für eingebildet. Das ist aber falsch, die betroffenen Patienten empfinden tatsächlich Schmerzen. Der Sinn einer solchen Störung liegt geradezu auf der Hand: Menschen, die sich Konflikte nicht eingestehen können, weil ihnen zurzeit die Möglichkeiten zur Bewältigung fehlen, neigen dazu, im Kopfbereich zu erkranken. Schließlich hält der Kopf die Mittel zur Lösung bereit. »Kopflastig« sein kann auch heißen, zu wenig zu fühlen, die emotionale Seite eines Problems zu vernachlässigen.

Hypothalamus

Der Hypothalamus befindet sich im Zwischenhirn, das zwischen dem Klein- und dem Großhirn liegt, und hat lediglich die Größe eines Fingernagels. Von hier aus wird das autonome Nervensystem gesteuert, das unter anderem für den Energie-, Wärme- und Wasserhaushalt des Körpers zuständig ist. Der Hypothalamus verbindet das Zwischenhirn mit dem Hormonsystem. Er reguliert die Körpertemperatur, den Herzschlag und die Nierenfunktion, den Schlafrhythmus aber auch das Triebverhalten: Hunger, Durst und Sexualverhalten. Der Informationsaustausch zwischen Hypothalamus und Hypophyse erfolgt ebenfalls über Hormone, die in den Neuronen des Hypothalamus gebildet werden (Neurosekretion). Die Mehrheit dieser Botenstoffe gelangt über eine Art Pfortadersystem auf kurzem Blutweg zur Hypophyse.

Organsprache: Der Hypothalamus reagiert empfindlich auf Veränderungen des Hormonspiegels im Blut und erhält so Informationen über die nachgeordneten Hormondrüsen. Er sezerniert daraufhin Hormone, die die Freisetzung der Hormone fördern (Releasing-Hormone) oder hemmen (Inhibiting-Hormone) und reguliert auf diese Weise die Aktivität der Hormondrüsen. Der Hypothalamus ist das wichtigste Steuerzentrum. Ohne eine Steuerzentrale ist jede nachgeschaltete Organisation orientierungslos. Die Psychodynamik dieser Menschen, insbesondere der jungen Frauen, wird dominant beherrscht durch die Abwehr aller weiblichen sexuellen Bedürfnisse. Der Grundkonflikt besteht zum einen in Schuldgefühlen, die sexuelle und aggressive Regungen unbewusst machen wollen, und zum anderen im Verlangen danach, geliebt zu werden. Eine Parallele zwischen Nahrungsaufnahme und Sexualität kann nicht geleugnet werden. Die Abmagerung bei gestörter Nahrungsaufnahme führt zur Amenorrhö und Rückbildung der sekundären Geschlechtsmerkmale sowie der erotischen Ausstrahlung. Die Persönlichkeit zeichnet sich durch Distanziertheit, Perfektionismus, Ehrgeiz, überdurchschnittliche Intelligenz, Sauberkeit und Übergewissenhaftigkeit aus. Menschen mit verringerter Hypothalamusfunktion waren im Kindesalter häufig überstark angepasst. In der Familienstruktur tritt oft eine dominante Mutter auf.

Hypophyse

Die Hypophyse befindet sich im unteren Abschnitt des Zwischenhirns und hat einen Durchmesser von wenigen Millimetern. Sie ist bei jeder Art von Wachstum beteiligt, sei es bei einem physiologischen, wie z. B. Größenwachstum, oder bei einem pathologischen Wachstum, wie es bei Tumoren auftritt. Auch für den Energieumsatz einer Zelle ist die Hypophyse ein wichtiger Regulator, ebenso für die innersekretorischen Drüsen, die Herz- und Körperarterien, den Blutdruck, den Wasserhaushalt, die sexuelle Reife und die Fortpflanzung.

Organsprache: Die Hypophyse sondert das Hormon Vasopressin ab, das die Zusammenziehung der Arterien reguliert. Da eine Ohnmacht häufig durch ungenügende Blutzufuhr im Gehirn entsteht, spielt hier die Hypophyse eine direkte Rolle. Menschen, die mit Ohnmachten reagieren, fühlen sich von innen und außen bedroht. Sie fliehen vor äußeren Ereignissen nicht irgendwohin, sie fliehen in die Ohnmacht, in die Handlungsunfähigkeit. Dies könnte als die stärkste Form von Totstellreflex betrachtet werden. Der Patient kann und möchte sich bestimmten Situationen nicht stellen. Diese Schwäche zeigt, wie eingegrenzt der Betreffende in seinem Selbstvertrauen ist.

Augen

Die Augen fungieren wie eine Kamera. Sie nehmen das gebotene Bild auf und übermitteln es dem Gehirn. Die Linse strahlt gebündeltes Licht ins Auge, wo es auf den Augenhintergrund und die Netzhaut trifft. Dort befindet sich ein feines Nervennetz, welches die Signale über die Seh- und die zweiten Hirnnerven ins Gehirn schickt, wo die Signale zu einem Bild gewandelt werden.

Organsprache: Weit- und Kurzsichtigkeit beginnen häufig schon im Kindesalter. Wenn Kinder von ihren Bezugspersonen ständig gegängelt werden, dann beginnen sie, innerlich wegzusehen (Kurzsichtigkeit) oder auch darüber hinwegzusehen (Weitsichtigkeit). Sie entwickeln eine Strategie, um die Dinge nicht so zu sehen, wie sie sind oder sein sollen.

Die Augen sind der Spiegel der Seele, sagt man. Andere meinen, die Augen wären das Fenster, durch das man von außen nach innen schauen kann. Sie sind das Fenster, durch das sich der Mensch in seinen Gefühlen und

Stimmungen offenbart. Beim Glaukom ist es so, als legte sich ein Schleier vor die Augen. Der Patient kann nicht mehr in die Welt hinausschauen, aber von außen kann man auch nicht mehr richtig hineinsehen. Die »Fenster der Seele« sind sozusagen trüb geworden.

Ohren

Die Ohren empfangen Luftschwingungen, die vom Außen- über das Mittel- zum Innenohr geleitet werden und als Nervenimpulse das Gehirn erreichen, um dort in verständliche Botschaften übersetzt zu werden. Das Innenohr beherbergt zudem noch das Gleichgewichtsorgan.

Organsprache: Die Augen kann man verschließen, die Ohren nicht. Die Ohren symbolisieren das passive »Sich-Öffnen«. Es gibt eine Reihe von Hörstörungen, die eine somatische Ursache haben können. Auf der anderen Seite sind rein psychogene Hörstörungen auffällig. Diese Menschen sind schon häufig in der Kindheit herumkommandiert worden. Nörgeln, Moralisieren, Schimpfen und Schelten ließen sie schon frühzeitig das Weghören lernen. Sie haben nicht mehr hinhören wollen oder können. Diese Patienten ziehen sich in eine innere Stille zurück, sie wenden sich von der Welt ab, da ihnen ja sowieso kein Gehör geschenkt wird, und sie scheinbar nur geliebt werden, wenn sie »ge-horchen«. Auch der Patient, der an einem Hörsturz oder an Ohrgeräuschen leidet, steht häufig unter einem emotionalen Spannungszustand. Er kann sich zwar gewaltig ärgern, aber er ist außerstande, diesen Ärger aus sich herauszulassen. Lieber »hört er weg« oder er hört nur noch auf sich, anstatt sich dem Konflikt zu stellen.

Eine Schädigung des Innenohrs, z. B. durch einen Schlag auf den Kopf, stört das Gleichgewichtsorgan empfindlich. Der Betroffene schwankt, alles scheint sich um ihn zu drehen. Erkrankungen des Innenohrs, wie die Menière-Krankheit, verursachen Schwindel, summende Geräusche und Störungen der Hörfähigkeit. Ein Mensch, der seelisch aus dem Gleichgewicht gerät, kann ähnliche Symptome bekommen, wie einer, der einen »Schlag auf den Kopf« erhielt. Sie verlieren sozusagen ihre innere Orientierung.

Nase

Ob große oder kleine Nase - innen ist die Nase auf alle Fälle viel größer, als man von außen vermutet. Sie ist nämlich eine tiefe Höhle mit labyrinthartigen Gängen und vielen Seitenhöhlen, die mit einer gut durchbluteten, zumeist mit Flimmerhärchen besetzten Schleimhaut ausgekleidet ist. Die durchströmende Luft wird hier einer sechsfachen Kontrolle und Behandlung unterworfen: Filterung von Staub, feuchte Reinigung, Anwärmen und Befeuchten der Atemluft; Geruchsbestimmung sowie Aufnahme und Weiterleitung der Schwingungen von Tönen, wobei die Nase bei der Stimmbildung (Phonation) als Resonanzraum fungiert.

Organsprache: Die Nase ist ein sehr sensibles Organ. Aufgrund ihrer Vielfältigkeit kommen ihr eine Reihe von psychosomatischen Bedeutungen zu. So bedeutet »Ich bin verschnupft« nichts anderes als »Ich bin gekränkt, beleidigt, man hat mir weh getan«. Wenn die Nase verschnupft ist, dann »weint« sie sozusagen.

Der Geruchssinn der Nase kann auch als sekundäres Sexualorgan betrachtet werden. »Ich kann dich gut riechen« oder »Ich kann dich nicht riechen« - über den Geruchssinn empfangen beide Geschlechter sexuelle Botschaften vom anderen. Die verschiedenen Gerüche verursachen stark betonte Sinneseindrücke, deren lust- und unlustbetonte Stimmung auch im Gesichtsausdruck zu sehen ist.

Bei Erkrankungen der Nasennebenhöhlen taucht der Begriff der Höhle auf. Höhlen stehen symbolisch für Weiblichkeit, Mutterleib oder Unterleib. Auch hier zeigt sich der Zusammenhang zwischen Sexualität und Nase. Die Vermutung liegt also nahe, dass Probleme mit den Nasennebenhöhlen eher bei jenen Menschen zu finden sind, die sexuelle Probleme sozusagen »in den Kopf geschoben« haben.

Mund, Kiefer, Lippen

Mund, Kiefer, Zähne und Lippen sind ein perfektes Team, das viele Aufgaben erfüllen muss. Die Lippen sind feine Tastwerkzeuge. Sie prüfen die Nahrung auf Temperatur und Konsistenz. Außerdem drücken die Lippen zusammen mit der mimischen Muskulatur menschliche Gefühle aus. Die Zunge ist Sitz von Geschmacksrezeptoren. Mit ihrer Hilfe klärt sie über den Geschmack auf und bewegt die Nahrung im Mund nach rechts und links. Die Zähne halten fest, zerkleinern und zermahlen die Nahrung. Ein Erwachsener hat im Idealfall 32 Zähne mit unterschiedlichen Zahnformen. Zähne müssen richtig zueinander führen, damit beim Kauen die Zähne entsprechend ihrer Funktion genutzt werden können. Krone, Zahnhals und Wurzel besitzen eine fein aufeinander abgestimmte Funktionalität, die sich im Feinbau widerspiegelt. Der Speichel erfüllt wichtige Aufgaben im Bereich der Verdauung, der Infektabwehr und der Reinigung der Zähne.

Organsprache: Mund und Lippen gehören zur Intimsphäre und sind deshalb unmittelbar in positiver und negativer Weise mit dem Gefühlserleben eines Menschen verbunden. Krankheiten und Eingriffe in diesem Bereich werden daher immer persönlichkeitsnah erlebt. Die Intensität von Stress variiert bei einzelnen Menschen. Jeder kennt die inneren Widerstände und Ängste vor Zahnextraktionen. Unbewusst werden sie als Angriff auf die körperliche Unversehrtheit erlebt. Außerdem kommen einem gesunden Zahn- und Kieferbereich die Zuordnung von Kraft und Potenz zu. Einen »zahnlosen Wolf« muss man nicht mehr fürchten. Gäbe es keine Zahnprothesen oder -implantate, wäre für viele Menschen das Sexualleben vorbei. Einem Zahnlosen traut man nichts mehr zu. Das wiederum hat etwas mit dem Selbstbild, dem Selbstvertrauen der Menschen zu tun.

Hinter Gewohnheiten wie Zungen- und Wangenbeißen oder nächtlichem Zähneknirschen verbirgt sich meist eine Autoaggression in der Form, dass bestimmte Gefühle nicht herausgelassen werden. Man »beißt die Zähne zusammen« und zeigt damit, dass man etwas aushalten kann, sich durchbeißen kann. Wenn die dahinterstehenden Konflikte nicht bewältigt werden können, entwickeln sich diese Menschen zu »verbissenen Zeitgenossen«.

Bei Erkrankungen im Bereich der Lippen, z. B. bei Rhagaden, Lippenherpes oder perioraler Dermatitis, sind die Symptome dauernd sichtbar, sie können nicht versteckt werden. Dahinter steckt häufig die Verknüpfung von versteckten Schuldgefühlen und dem Wunsch nach Aufmerksamkeit: »Schau her, ich bin nicht rein genug, ich bin nicht sauber, du musst dich von mir abwenden«. Die Wurzeln dieser Erkrankungen sind frühkindlich zu suchen. Man hat in Hautkliniken das Mutter-Kind-Verhältnis beobachtet und festgestellt, dass die Mütter diese Kinder nicht gerne berühren. Sie fanden immer wieder Ersatzpersonen, die für sie die Kinder versorgten. Aus diesem

Delegationsbedürfnis heraus entstand in den Kindern schon sehr früh das widersprüchliche Bedürfnis nach Nähe, nach Bindung, nach Kontakt und das gleichzeitige Bedürfnis, weit wegzulaufen. »Bitte schau mich an, aber berühr mich nicht.«

Hals, Kehlkopf

Der Hals verbindet Kopf und Rumpf miteinander. Er ist mit seinen verschiedenen Funktionen ein komplexes Gebilde, das zugleich eine gefährdete Engstelle darstellt. Die Halswirbelsäule ist der beweglichste und damit auch empfindlichste Teil der gesamten Wirbelsäule.

Der Kehlkopf liegt vorne im Hals und bildet als Teil des Atemtrakts den Übergang zur Luftröhre. Er hat zwei Aufgaben: Zum einen schützt er die Luftröhre vor Speisebrocken, indem er sich beim Schlucken nach vorne und oben bewegt und vom Kehldeckel verschlossen wird. Zum anderen regulieren die Stimmbänder die Atemluft und erzeugen durch ihre Schwingung die Stimme.

Organsprache: Krisen haben immer etwas Bedrohliches. Durch sie wird uns bewusst, »was wir so alles im/am Halse haben«. Halsentzündung, Heiserkeit oder Nackenschmerzen entstehen sozusagen als Stellvertreter bei chronischen Konflikt- und Belastungssituationen. Meist handelt es sich um nicht verarbeitete Krisen - Nackenschläge -, verbunden mit einem starken Gefühlserlebnis oder einem Empfinden von Ausweglosigkeit. Die Stimme ist ein Werkzeug des Selbstausdrucks und weist direkt auf das Innenleben hin, sie verrät die »Stimmung«. Jede Stimmqualität hängt mit der jeweiligen Persönlichkeit des Betreffenden zusammen. Keine Stimme mehr zu haben heißt, nichts zu sagen zu haben. Somit bedeutet Stimmverlust auch immer Persönlichkeitsverlust. Für dieses »Nichts-zu-sagen-Haben« gibt es zwei Richtungen: Es wurde einem schon als Kind ständig der Mund verboten, so dass man sich auch als Erwachsener nichts zu sagen traut oder man traut sich nicht, seine Aggression, seine Wut- und Hassgefühle herauszulassen. Diese Gefühle entstehen häufig durch einen unausgesprochenen Eltern-Kind-Konflikt, besonders bei dominanten Eltern. Diese Kinder sehen ihre Eltern als allmächtig. Sie brauchen deren Billigung für viele Entwicklungssituationen. Wenn sie älter werden, erkennen sie, dass auch ihre Eltern Fehler machen und dann schwindet die Hochachtung vor ihnen und wandelt sich in »Verächtlichkeit«, Wut oder sogar Hass.

Kinder mit Sprachentwicklungsstörungen leiden unter grundsätzlichen Orientierungsschwierigkeiten. Sie finden sich nur langsam in ihrer Umwelt zurecht, was sich in Unsicherheit bei neuen, ihnen unbekannten Situationen besonders deutlich zeigt. Sie verschanzen sich in eine »Vor-sich-hin-Träumen«-Welt. Dadurch werden sprachliche Informationen nicht exakt genug wahrgenommen.

Haut

Die Haut hat, je nach Körperumfang und -größe, eine Fläche von 1,5 bis 2 m^2. Sie ist mit bis zu 10 kg unser schwerstes, größtes und funktionell vielseitigstes Organ. Sie dient als Hüllorgan der Abgrenzung von Innen und Außen, dem Schutz vor Umwelteinflüssen, der Repräsentation, Kommunikation und Wahrung der Homöostase, das heißt des inneren Gleichgewichtes. Weiterhin übernimmt die Haut wichtige Funktionen im Bereich des Stoffwechsels und der Immunologie und verfügt über vielfältige Anpassungsmechanismen. Die Haut verträgt den leicht sauren pH-Wert von 5,5 am besten.

Organsprache: Kein Organ des menschlichen Körpers zeigt spontan so schnell psychosomatische Reaktionen wie die Haut. Beispiele sind Erröten, Erbleichen, Schwitzen sowie sensorische Missempfindungen als Ausdruck der jeweiligen Gefühlslage. Konflikte werden mit Hautkrankheiten beantwortet. Hauterkrankungen haben immer etwas mit Berührung zu tun. Was im Säuglingsalter als dringend für die Entwicklung angesehen, aber nicht ausreichend zur Verfügung gestellt wurde, erlebt der Erwachsene nicht selten als unangenehm, manchmal sogar bedrohend. Ihm fehlt die Erfahrung mit Hautkontakt und so beginnt er sich zu ängstigen, wehrt jeden Kontakt ab. Dabei bezieht sich die Angst nicht nur auf den Hautkontakt, sondern auch darauf, diesen Kontakt irgendwann wieder zu verlieren. Im Grunde genommen reagieren sich über die Haut Bindungs- und Verlustängste ab. Hauterkrankungen, die mit einem Juckreiz einhergehen, stehen in engem Zusammenhang mit verdrängten Aggressionen. Diese Menschen unterliegen nicht selten einem enormen Selbstbestrafungsdrang. Auf selbstzerstörerische Weise kratzen sie sich häufig blutig. Dermatologen sprechen mitunter von der »Kratzstunde«, wenn sich nach 19 Uhr die Neurodermitiker zu kratzen beginnen. Hierbei handelt es sich offensichtlich um eine Ersatzhandlung. Ersatz wofür? Ersatz für erhoffte Zärtlichkeit, die man Tag für Tag nicht bekommt und die man eigentlich auch nicht zulassen kann. Hautkranke sind häufig unbewusst aggressiv geladen und gleichzeitig zutiefst verzweifelt, denn sie spüren ganz in ihrem Inneren, dass ihnen etwas fehlt, das sie nie genau benennen können.

Allgemeine Zeichen am Fuß

Allgemeine Zeichen im Luftelement deuten auf den Verlust oder die Schwäche dieses Elements hin. Das zeigt sich nicht nur durch Symptome im Kopfbereich, sondern auch eventuell im Verlust der Konzentrationsfähigkeit, des Gedächtnisses, einer Schwäche der Sinnesorgane und einem eventuellen Nachlassen der Intelligenz.

Luftdominanter Mensch

Beim Menschen mit vom Luftelement dominierten Füßen ist der Fuß schlank, leicht, eher trocken und gespreizt. Die Zehen sind beweglich und können gut kontrolliert und geschickt eingesetzt werden. Luftdominante Kinder spielen gern mit ihren Zehen und setzen sie spielerisch, z. B. beim Greifen, ein. Die Zehen sind lang, blass, haarlos und dünn und haben große Zehenzwischenräumen. Die zweite, dritte und vierte Zehe sind meist länger als die Großzehe. Die Zehennägel sind weich, dünn und blass, die Fußmuskulatur ist schlaff.

Die Haut ist weich, kalt, trocken, blass und berührungsempfindlich. Luft erscheint leer und ohne Masse. Der Fuß hat entsprechend quasi keine »Füllmasse«, die Haut lässt sich leicht als Falte abheben. Luft vermittelt ein Gefühl von Leere, sie besitzt nicht die Fülle des Feuers, die Schwellung des Wassers und die Härte der Erde.

Luftdominante Menschen neigen dazu, ihre Luftqualität zu sehr zu betonen. Sie haben daher einen Hang zu Selbstgesprächen, Stimmen in ihrem Kopf halten sie vom Schlaf ab. Wenn sie sich nur für eine Sache interessieren und immer eine bestimmte Sache im Kopf haben, wirken sie auf ihre Umgebung geistesabwesend und weltfremd. Solchen Menschen fällt es schwer, sich zu konzentrieren. Wegen ihrer Tagträume wirken sie oft abgehoben. Da sie sich gerne in ihren Gedankenwelten bewegen, können sie auch gut allein sein, ohne sich einsam zu fühlen. Auch nachts neigen diese Menschen zu ausgiebigen, lebhaften Träumen.

Erkrankungstendenzen

Bei starkem Überschuss an Luftelement kann es zu Erkrankungen des Austausches wie z. B. einem Lungenemphysem, Erkrankungen im Bereich der Leitungssysteme - wie Nervenausfälle, Krampfneigungen, Gefäßverengungen oder Lymphstau - Gleichgewichtsstörungen im makroskopischen Bereich - wie bei Morbus Menière, Ohrensausen - und im biochemischen Bereich - z. B. als Azidose oder Alkalose - kommen. Außerdem treten bei luftdominanten Menschen häufiger Beschwerden wie Kopfschmerzen, Nackenverspannungen, Schlafstörungen, Müdigkeit und leichte Depressionen auf.

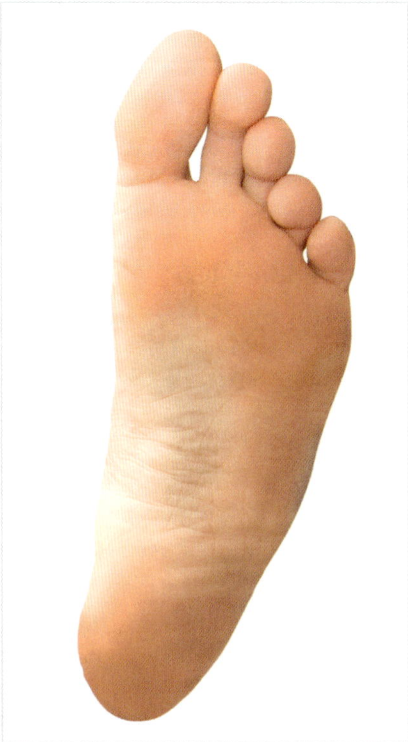

Abb. 22: Luftdominanter Fuß

Eine Fehlfunktion im Bereich der Hypophyse kann u. a. zu sekundärer Amenorrhö bei Frauen und Impotenz bei Männern führen. Darin kann der Grund für einen unerfüllten Kinderwunsch liegen.

Da die Haut dem Luftelement untersteht, kann ein Übermaß an Luft auch zu Hautproblemen, wie z. B. einer Neurodermitis, führen.

Anfällige Organe sind der Mund, z. B. Zähne und Gaumen, der Hals und die Nasennebenhöhlen. Entsprechend treten Sinusitiden gehäuft auf.

Probleme bereitet oft die Halswirbelsäule mit in den Kopf ausstrahlendem Druck- und Taubheitsgefühl oder Schmerzen in den Armen.

Therapie

Den luftdominanten Menschen sollte man vor allem erden ohne ihn zu verbiegen. Dazu sollte er vorsichtig, spielerisch leicht an das Alltagsleben herangeführt werden. Andererseits ist es wichtig, seine Phantasiewelt ernst zu nehmen, da er dort die Energie für seine Aktivitäten, z. B. kreatives Schaffen, bezieht.

Biochemie

Luft/Zwilling Nr. 11 Silicea D12

Silicea findet sich in allen Körperzellen. Es verleiht der äußeren »Hülle« Elastizität und gleichzeitig Festigkeit. Es ist ein Strukturgeber - sowohl körperlich als auch geistig und emotional. Es reguliert die Schweißabsonderung und Entgiftungsfunktion der Haut. Silicea regt die Kollagenbildung an und gilt als biochemisches Kosmetikum für Haare und Nägel. Es aktiviert die Infektabwehr über die weißen Blutkörperchen und die Ausleitung von Entzündungsprodukten. Silicea hilft den Menschen, sich gleichzeitig offen zu halten und abzugrenzen. Es hilft, zu seinen Fähigkeiten und Stärken, aber auch zu Fehlern und Schwächen, zu stehen. Das Wort »Bindegewebe« zeigt an, dass etwas verbunden sein möchte, die Verbindung aber nicht um jeden Preis aufrechterhalten werden muss.

Antlitzdiagnose: Glasurglanz, beginnend an der Nasenspitze, breitet sich dann über den Nasenrücken in Richtung Stirn, Wangen und Haaransatz aus. Sonnenförmige Strahlen, als »Krähenfüße« oder freundlicher als Lachfalten bezeichnet, finden sich im Bereich der äußeren Augenwinkel. Im fortgeschrittenen Alter graben sie sich dann tiefer ein und können bis zu den Unterkieferkaumuskeln reichen.

Zungendiagnose: bräunlich-schleimige Zunge, oft wund, bei älteren Patienten oft auch trocken, Geschmacksverlust.

➲ **Anwendung:** Die Regelpotenz von Silicea ist die D12. Silicea-Patienten leiden unter großer Kälteempfindlichkeit. Besonders bei Witterungswechsel, kaltem Luftzug oder Neumond, abends oder nachts verschlechtert sich der Allgemeinzustand dieser Patienten. Von Silicea werden deshalb üblicherweise zwei bis vier Tabletten abends gegeben. Die biochemische Silicea-Salbe findet ihren Einsatz als Salbenverband bei degenerativen Gelenkserkrankungen mit verhärtetem Bandapparat. Ebenso bei Verhärtungen und zur Narbenbehandlung. Nackenkopfschmerzen mit Knirschen der Halswirbelsäule und Bewegungseinschränkung reagieren gut auf Einreibung mit Silicea-Salbe. Als Kosmetikum bei trockener, frühzeitig alternder Haut wird die Salbe seit Jahren erfolgreich eingesetzt.

Luft/Waage: Nr. 5 Kalium phosphoricum D6

Kalium phosphoricum kommt in Gehirn- und Nervenzellen, Blut, Muskeln und Zwischenzellflüssigkeit vor. Es hat eine physiologische Beziehung zu Lecithin (»Gehirnschmalz«). Es wirkt auf die Nerven- und Muskelzellen, auch den Herzmuskel, stabilisierend. Dieses Salz verhütet Gewebeschwund und Zellverfall. Es wirkt als Sauerstoffträger und ist das Fiebermittel über 38,5°C, also bei schwereren Infektionen. Kalium phosphoricum ist ein Energiegeber und hat meist Sofortwirkung. Sogar bei Lernunlust von Schülern kann man es versuchen! Auf Seele und Gemüt wirkt das Salz wohltuend erhellend und wärmend. Entsprechend kann es bei Niedergeschlagenheit, depressiv-nervösen Erschöpfungszuständen, Reizbarkeit und Schlafstörungen eingesetzt werden. Kalium phosphoricum sollte nicht zu hoch dosiert werden, da versteckte Depressionen schlimmer werden könnten.

Antlitzdiagnose: aschgraue Haut, wie Zigarettenasche, vor allem am Kinn und um die Augen, eingefallene Schläfen, abwesender Gesichtsausdruck.

Zungendiagnose: übler Mundgeruch mit einer trockenen Zunge wie mit flüssigem Senf überstrichen.

➲ **Anwendung:** Kalium phosphoricum wirkt in der D3 anregend, in der D6 ausgleichend und in der D12 beruhigend auf den Parasympathikus. Seine beste Wirkungszeit reicht vom späten Vormittag bis gegen 15 Uhr. Die biochemische Kalium phosphoricum-Salbe eignet sich besonders zur Behandlung von übel riechenden Wunden, die nicht heilen wollen. Außerdem ist sie einzusetzen bei Gesichtsgrindflechte der Kinder, kreisrundem Haarausfall, Nervenschmerzen, Muskelschwäche, bei Lähmungserscheinungen nach Diphtherie (Polyneuritis), bei Kinderlähmung und bei Schlaganfall.

Luft/Wassermann: Nr. 1 Calcium fluoratum D12

Calcium fluoratum ist das »Gefäßmittel«. Es stärkt die kleinen Gefäße. Es hat eine straffende Wirkung auf alle elastischen Gewebe und resorbiert Gefäßverhärtungen. Calcium fluoratum macht Weiches hart und Hartes weich. Deshalb ist es einzusetzen bei Instabilität der Wirbelsäule, brüchigem Haar, eingewachsenen Nägeln oder bei Krusten von Narben, die sich nicht lösen. Das Salz kann helfen, die Leistungsfähigkeit, die Unternehmungslust und die Konzentrationsfähigkeit zu steigern. Außerdem hat sich dieses biochemische Mittel bei Mangel an »geistiger Elastizität«, also mangelnde Anpassungsfähigkeit, bewährt. Bei Kindern kann man erwägen, statt D-Fluoretten morgens zwei Tabletten Calcium fluoratum D12 über einen langen Zeitraum zu geben.

Antlitzdiagnose: vom inneren Augenwinkel ausgehend zum Unterlid ziehende Würfelfalten. Würfelfalten entstehen aus längs- und querverlaufende Augenfältchen (Rautenfalten) durch zusätzliche noppenförmige Aufquellungen zwischen den Falten. Später können sie fächerförmig auch über das obere Augenlid ziehen. Die Gesichtsfarbe hat einen leicht gelben, perlmuttartigen »Firnisglanz«. Die Zahnspitzen sind durchsichtig. Schuppen im Gesicht, aber auch schwielige und rissige Hände und Füße, oder ein juckendes, rissiges Hohlhandekzem sind Hinweise auf Calcium fluoratum.

Zungendiagnose: rissig, borkige, stärker verhornte Zunge, im Alter bräunlich-trocken.

➲ **Anwendung:** Physiologischerweise steigt der Kalziumspiegel morgens. Deshalb ist es sinnvoll, Calcium fluoratum morgens zu geben. Als langsam wirkendes Mittel muss es über lange Zeit eingenommen werden. Ebenso hat sich die biochemische Calcium fluoratum-Salbe bewährt. Sie wird eingesetzt bei Hyperkeratosen, zur Erweichung harter Krusten bei chronischen Ekzemen, bei verhärteten Lymphknoten, harten Krampfaderknoten, zur

Narbenpflege und bei Kapselschrumpfung und arthrotischen Gelenken als nächtliche Salbenpackung.

Phytotherapie

Ziel der antipathischen Therapie ist es, die Gegenpole des Luftelements zu stärken. Um einen intellektuellen Optimisten zu erden, haben sich folgende Pflanzen bewährt: Ackerschachtelhalm (Equisetum arvense), Gänseblümchen (Bellis perennis), Haferstroh (Avena sativa), Löwenzahn (Taraxacum officinale), Sandelholz (Santalum album) und Spitzwegerich (Plantago lanceolata). Zur Förderung der Durchblutung kommen folgende Pflanzen zur Anwendung: Ingwer (Zingiber officinale), Kampfer (Cinnamomum camphora), Koriander (Coriandrum sativum), Nelke (Syzygium aromaticum), Pfefferminze (Mentha piperita), Schwarzer Pfeffer (Piper nigrum) und Zimt (Cinnamomum ceylanicum). Den Lymphfluss anregend wirken Cistrose (Cistus ladaniferus), Grapefruit (Citrus paradisi), Immortelle (Helichrysum italicum) sowie Orange (Citrus aurantium). Bei Neurodermitis lohnt ein Therapieversuch mit Borretsch (Borago officinalis), Nachtkerze (Oenothera biennis), Schachtelhalm (Equisetum arvense) und Weißer Taubnessel (Lamium album). Augenentzündungen reagieren gut auf Augentrost (Euphrasia officinalis), Kamille (Chamomilla recutita) und Spitzwegerich (Plantago lanceolata). Bei Kopfschmerzen, Migräne oder Nervenentzündungen können folgende Pflanzen zum Einsatz kommen: Baldrian (Valeriana officinalis), Ginkgo (Ginkgo biloba), Kiefer (Pinus sylvestris), Melisse (Melissa officinalis), Oregano (Origanum vulgare) und Pfefferminze (Mentha piperita). Schlafstörungen und nervöse Unruhe reagieren besonders gut auf Baldrian (Valeriana officinalis), Hopfen (Humulus lupulus), Kiefer (Pinus sylvestris), Lavendel (Lavandula angustifolia), Melisse (Melissa officinalis) und Johanniskraut (Hypericum perforatum). Bei Demenz und Alzheimer lohnt eine Unterstützung mit Ginkgo (Ginkgo biloba) und Mistel (Viscum album).

Wählt man die in Frage kommenden Heilpflanzen aufgrund einer Mischbetrachtung aus Signaturenlehre und vorwiegendem Wirkungsspektrum, kommen folgende Pflanzen zum Tragen: Anis, Augentrost, Bärentraube, Bibernelle, Engelwurz, Gänsefingerkraut, Goldrute, Heidelbeere, Hirtentäschel, Gelber Jasmin, Johanniskraut, Lavendel, Linde, Lobelie, Lungenkraut, Mädesüß, Malve, Mistel, Rauwolfia, Sarsaparilla, Schlüsselblume, Strophanthus, Tausendgüldenkraut, Waldmeister, Wildes Stiefmütterchen und Wohlriechendes Veilchen.

Lebensführung

Luftdominante Menschen sind in der Regel geistig rege, lebhafte, interessierte, aber auch zerstreute, eigenwillige und überspannte Patienten. Sie sollten eher geistige Entspannung verordnet bekommen. Regelmäßige Atemtherapie, bewegungsbezogene Therapien gymnastischer oder tänzerischer Art, Yoga, Maltherapie, Meditation oder Chakramassage bringen ihnen innere Ruhe, ohne ihre inspirativen, träumerischen Visionen zu minimieren. Wanderungen durch Vorgebirgslandschaften mit sanften Hügeln können sie erden und gleichzeitig dem Luftelement nahe bringen. Sie sollten auf ausgiebigen Schlaf achten, um das sensible Nervenkostüm zu beruhigen. Elektrosmog und Schwermetallschadstoffe sollten sie besonders meiden, ebenso zu langes Bildschirmarbeiten. Ihre Entschlackungskuren sollten schonend durchgeführt werden, weil sonst die Konstitution leicht geschwächt wird. Der Lufttyp neigt zu kalten Händen und Füßen. Ein Ausgleich kann durch Zufuhr von äußerer und innerer Wärme erfolgen, außerdem belebt ein Urlaub in einer warmen Gegend.

Bei der Ernährung gilt es, Vitalstoffe aufzufüllen. Stimulantien, wie Kaffee, Cola und Süßigkeiten, sollte der luftdominante Mensch meiden. Zu empfehlen sind hingegen reichlich schonend gegartes Gemüse, eiweißreiche Lebensmittel wie Eier, Nüsse, Linsen und Erbsen, Kräutertees, Bitterstoffe zur Anregung der Verdauung und in der warmen Jahreszeit viel frisches Obst.

Luftdominante Patienten neigen zum einen zu Hektik, Nervosität, Exzentrik, Hysterie, Paranoia, und Gefühlskälte sowie zum Leben in einer Scheinwelt und zur Oberflächlichkeit. Zum anderen können sie durch Originalität, Genialität, Charme, Höflichkeit, Eleganz, Diplomatie, Heiterkeit und Vielseitigkeit die Mitmenschen begeistern. Sie beflügeln ihre Umwelt mit immer neuen Ideen, verlieren aber rasch das Interesse daran, diese umzusetzen und erscheinen daher bisweilen inaktiv; es ist nur die Idee, die sie begeistert. Sie lassen sich leicht verführen, Luftschlösser zu bauen und die Realität zu vergessen. Und so bleiben sie neugierig, immer Neues auskundschaftend, führen ein Leben für die Wissbegier und versuchen die Welt durch Geistesblitze aus den Angeln zu heben. Ihr Denken ist lebhaft, schnell, klug, vielseitig, schöngeistig, pointiert, erfinderisch, originell, spontan, dabei jedoch überspannt und oberflächlich. Ihr Handeln ist rastlos, nervös, plötzlich, entscheidungsschwach, diplomatisch, höflich, eigenwillig und antiautoritär. Berufe, die diese Attribute erfüllen könnten, sind z. B. Conférencier, Showmaster, Kabarettist, Vertreter, Journalist, Maskenbildner, Tänzer, Erfinder, Astrologe, Neurologe, Kunstmaler, Kunstkritiker und Geisteswissenschaftler. Aber auch bei den allgemeinen Beratungsberufen ist diese Spezies anzutreffen, da die eigene Entscheidungsschwäche sie motiviert, anderen zu helfen.

Daraus lässt sich zusammenfassend ableiten, dass die konstitutionelle Entsprechung »Luft« nach Hippokrates dem intellektuellen Optimisten und dem sanguinischen Temperament und nach der humoralpathologischen Säftelehre nach Galen dem Blut am nächsten kommt. Dem Luftelement sind in der Astrologie die Tierkreiszeichen Zwilling, Waage und Wassermann zugeordnet.

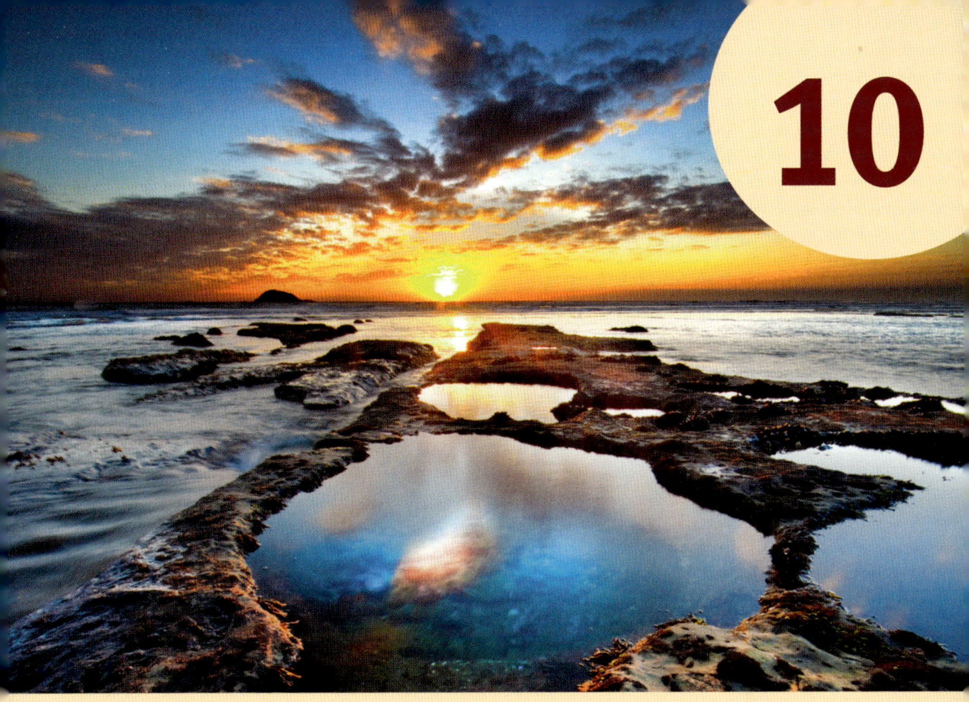

10

Beziehung der Elemente untereinander

Wasser in Erde 158
Feuer in Erde 158
Luft in Erde 159
Übergang vom Erd- zum Wasserelement 159
Erde in Wasser 160
Feuer in Wasser 161
Luft in Wasser 161
Übergang vom Wasser- zum Feuerelement 162
Erde in Feuer 162
Wasser in Feuer 163
Luft in Feuer 164
Übergang vom Feuer- zum Luftelement 164
Erde in Luft 165
Wasser in Luft 165
Feuer in Luft 166
Der ausgewogene Fuß 166
Elemente im Bereich der Zehen 168

Aufgrund seiner Lage kann jeder Bereich am Fuß einem bestimmten Element zugeordnet werden. Dabei können jedoch in einem Bereich Merkmale auftreten, die eigentlich einem anderen Element zugeordnet sind. Ein Beispiel wäre eine rote, heiße Ferse mit hypertoner Muskulatur. Hier haben sich Eigenschaften des Feuerelements in der Ferse, die eigentlich dem Erdelement zugeordnet ist, manifestiert. Dies kann so stark ausgeprägt sein, dass das eigentlich vorherrschende Element sogar in den Hintergrund tritt. Im Folgenden wird genauer dargestellt, welche Konsequenzen das Eindringen eines Elements in die Region eines anderen Elements hat.

Wasser in Erde

Von den Elementen dringt Wasser am leichtesten in das Element Erde ein. Beide Elemente sind passiv. Das Wasser kann leicht von oben nach unten in die Erde hineinfließen. Dadurch entsteht ein schlammiger Zustand. Entsprechend ist die Ferse feucht, hell und weich. Es bildet sich ein aufgetriebener und ödematöser Bereich, der bis zum Knöchel hochreichen kann.

Menschen, deren emotionale Energie (Wasser) ihre instinktive Kraft (Erde) überschwemmt, interpretieren emotionale Situationen so, als ob sie eine existentielle Bedrohung für sie wären. Die Aufregung ist dann oft größer als die tatsächliche Herausforderung. Dinge, die eigentlich sachlich (Erde) angegangen werden können, werden sehr emotional (Wasser) behandelt. So geht jemand vielleicht mit Geld um, als ob es eine Gefühlsangelegenheit wäre.

Feuer in Erde

Die Ferse ist heiß und rot. Die Haut ist trocken und rau, aber nicht rissig oder brüchig. Eventuell sieht man rote oder bläuliche Blutgefäße und Flecken unterhalb der Knöchel.

Angespannte Muskulatur im unteren Rücken ist ein klassisches Symptom von Feuer in Erde. Gerade Männer - Feuer ist ja ein männliches Element - sind im Beckenbereich oft unbeweglich, haben Schmerzen in der Lendenwirbelsäule und einen verkrampften After mit einem sogenannten »Bleistiftstuhl«.

Diese Menschen halten ihre Instinkte durch Selbstbeherrschung unter Kontrolle. Die Antworten werden eher sorgfältig überlegt und nicht spontan gegeben. Der Typ mit dem gestärkten und zugeknöpften Kragen ist das personifizierte Feuer in Erde. Das Feuerelement im Bereich der Erde fördert den Drang nach Reichtum, Erfolg und Macht, während das mütterliche, umsorgende Prinzip in den Hintergrund tritt.

Feuer in Erde ist auch bei Menschen zu beobachten, die bei der Sexualität ein Problem mit dem Ego haben. Dies kann z. B. ein heranwachsender Jugendlicher sein, den sein Schamgefühl dazu zwingt, seine sexuelle Regung zu verstecken.

Luft in Erde

Die Ferse ist schmal, hell gefärbt, wirkt schwach und zart. Die Knochen sind im Bereich der Ferse leicht zu ertasten. Die Haut ist trocken.

Luft in Erde ist charakteristisch für Menschen, deren Intellekt die Vitalkraft beherrscht. Sie haben einen geringen Bezug zu allem Körperlichen und vernachlässigen ihre körperlichen Grundbedürfnisse. Das Extrembild wäre ein Asket, der alles genüssliche Essen und Trinken sowie Bequemlichkeit für sich ablehnt. Im Vordergrund stehen für diese Menschen vielmehr ihre Spiritualität und geistige Aktivität. Die Stärke des Luftelements geht bei diesen Menschen zu Lasten der Stabilität im körperlichen und mentalen Sinne.

Übergang vom Erd- zum Wasserelement

Im Übergangsbereich von der Ferse zum Fußgewölbe finden sich immer wieder starke Einkerbungen und Furchen. Diese Linien spiegeln die Trennung dieser beiden Bereiche wider.

Das kann sich z. B. darin äußern, dass diese Menschen ihren Gefühlen misstrauen und daher zu Bindungsängsten neigen.

Im Bereich des Sexuallebens kann dies bedeuten, dass Sexualität nicht als lustvoll erlebt werden kann, sondern eher als formaler Akt wahrgenommen wird. Ihre Sinnlichkeit dringt gewissermaßen nicht in das Gefühlsleben ein. Zwar können diese Menschen sowohl die Aspekte des Wassers als auch die der Erde erleben, doch wird dies nicht gleichzeitig geschehen können, da die Verbindung der Elemente gestört ist. Ein anderes Beispiel wären Menschen, die unter Verstopfung leiden, weil sie im Enddarmbereich (Erde) nicht loslassen (Wasser) können.

Bei einer Trennung von Erde und Wasser gab es wahrscheinlich irgendwann einmal ein Ereignis, das mit der Mutter zu tun hatte und diese Menschen von ihrer Erde, ihren Wurzeln, trennte.

Erde in Wasser

Die Fußsohle im Bereich des Gewölbes ist relativ fest, die Haut eher trocken, faltig und rissig. Die Bewegung kann hier eingeschränkt sein. Der Fuß wirkt dann verhältnismäßig starr.

Erde in Wasser ist charakteristisch für Menschen, die ihr Gefühlsleben starren, weltlichen Prinzipien und materiellem Wohlstand geopfert haben. Solche Menschen wirken »trocken« und emotional gebremst. Bevor sie etwas tun, fragen sie sich zuerst, wofür das gut ist, und nicht, ob sie Freude daran haben. In ihrem Leben zählen vor allem Geld, Sicherheit, Prinzipien und die Familie. Erschütterungen in ihrer Umgebung verkraften sie schlecht, weil ihnen ihr Platz im Leben alles bedeutet, ganz nach dem Motto: »My home is my castle«. Sie stellen Festungen und Bollwerke auf, um zu verhindern, dass sie mit ihrer eigenen Wasserzone in Berührung kommen.

Erde, die über Wasser herrscht, blockiert ein sehr dynamisches Element. Entsprechend sind diese Menschen oft blockiert. Sie sind eigensinnig, festgefahren und wirken wie erstarrt. Beziehungen aufzubauen fällt ihnen schwer, denn ihr eigenes Gefühlsleben ist wie ausgetrocknet und sie können nicht nachvollziehen, dass andere Menschen anders empfinden als sie selbst.

Auf organischer Ebene kann sich dies in einer schleppenden, verlangsamten Verdauung äußern. Diese Menschen brauchen Zeit, etwas zu absorbieren. Auch die Flüssigkeiten in Niere und Gallenblase neigen zur Verfestigung und Austrocknung, was zu Nieren- und Gallensteinen führen kann. In den Blutgefäßen äußert sich dies als Verkalkung.

Feuer in Wasser

Der Vorfuß ist sehr ausgeprägt und reicht in die Wasserzone hinein. Dies ist besonders bemerkenswert, weil sich Feuer als aufsteigendes Element eigentlich eher in die Luftzone ausbreiten müsste. Sinkt es aber in die Wasserzone hinab, wird es als kämpferisches Element zum Herrscher über die Wasserzone.

Diese Menschen wollen der herrschende Teil in einer Beziehung sein, denn für sie ist die Welt ein Kampfplatz um Macht. Sie haben einen stark ausgeprägten Stolz und versuchen die Welt nach ihren Vorstellungen zu formen, statt sich vom Leben treiben und Dinge geschehen zu lassen. Sie unterdrücken Emotionen wie Ärger, Schuld oder Angst, denn sie fürchten ihre eigene emotionale »Schwäche« am meisten. Sie spielen nur, um zu gewinnen, und weniger aus Spaß am Spielen selbst. Es fällt ihnen schwer, sich einfach nur zu amüsieren. Selten sind es Hobbys, die sie ausfüllen. Vielmehr steht die Arbeit im Vordergrund. Sie sind oft arbeitssüchtig und fürchten sich vor dem Ruhestand, den sie als Vorstufe zum Sterben empfinden.

Der Magen liegt genau an der Grenze von Wasser- und Feuerzone. Breitet sich das Feuer- ins Wasserelement aus, führt das zur zum Teil aggressiven Austrocknung der Magenschleimhaut und damit zu Magengeschwüren.

Luft in Wasser

Das Fußgewölbe wirkt etwas trockener als üblich. Die Haut ist hell und kann zum Teil als stehende Hautfalte abgehoben werden. Unter der Haut fühlt sich der Fuß gewissermaßen leer an.

Wenn Luft in das Wasserelement eindringt, zeigt es, dass bei diesen Menschen kühle, analytische Gedanken die Gefühle beherrschen. Sie neigen eher dazu, ein Geschehen zu interpretieren als gefühlsmäßig darauf zu reagieren. Diese Menschen haben für alles eine Erklärung. Andererseits kennzeichnet es brillante Zeitgenossen, die ihrem Kopf vertrauen.

Diese Menschen neigen dazu, zu schnell zu essen und dabei viel Luft zu schlucken. Die Folgen sind Blähungen und Aufstoßen. Wenn das Wasserelement nicht frei fließen kann, kommt es zur Verstopfung und zur Schwächung der Leber.

Übergang vom Wasser- zum Feuerelement

Beim Übergang vom Fußgewölbe zum Vorfuß können vor allem unterhalb des Großzehnballens tiefe Furchen eine übermäßige Trennung der beiden Elemente anzeigen. Dieses Zeichen findet sich vor allem bei Männern, die ihr Gefühlsleben vernachlässigen und das Handeln in den Vordergrund stellen. Da sich Feuer als aufsteigendes Element natürlicherweise nach oben und das Wasser als absteigendes Element nach unten bewegt und die Elemente damit gewissermaßen auseinanderdriften, ist diese Form der starken Trennung weit verbreitet. Wenn solch eine starke Trennungslinie in Kombination mit einer dicken, festen Haut im Bereich der Herzzone (→ S. 67) auftritt, kann dies auf seelische Verletzungen aufgrund von Trennungen oder Verlusten hinweisen.

Auch die Farbgebung der Haut kann eine besonders ausgeprägte Trennung dieser Elemente widerspiegeln. Eine deutlich rote und heiße Feuerzone, die an eine weiße, kalte und feuchte Wasserzone angrenzt, weist auf Menschen hin, die sprunghaft in ihrem Verhalten sind.

Im Körper ist die Trennlinie zwischen dem Wasser- und dem Feuerelement durch das Zwerchfell vorgegeben. Es stellt gleichzeitig die Trennung und die Verbindung zwischen diesen Elementen dar. Da Wasser und Feuer natürlicherweise zu einer stärkeren Abgrenzung neigen, ist eine intensive Bauchatmung mit einer weiten Zwerchfellbewegung zur Verbindung der Elemente besonders wichtig.

Erde in Feuer

Der Vorfuß ist nicht rot und warm, sondern eher grau und kühler. Die Haut in diesem Bereich ist eher rau und trocken, wie man sie überwiegend bei älteren Patienten findet.

Verschiedene Eigenschaften des Erdelements können ganz oder teilweise das Feuerelement ersticken. Diese Menschen sehen selber grau aus und zeigen sich weniger lebhaft. Sie wirken langsam und schwerfällig und können nicht mehr spontan sein. Es fällt ihnen schwer, sich auf tiefe Gefühle wie die Liebe einzulassen. Lieber verstecken sie sich hinter einem Schutzschild, um Schwierigkeiten und schmerzvollen Erfahrungen aus dem Weg zu gehen. Da Feuer das Element der Aktivität ist, kann sich eine Dämpfung durch das Erdelement in Blockaden im Selbstausdruck, in der Kreativität oder der gesamten Handlungsfähigkeit äußern.

Das Feuerelement steht für Muskeln, die zugleich Spannung und Flexibilität haben. Breitet sich hier das Erdelement aus, sehen wir eine steife, unbewegliche Muskulatur. So deutet z. B. Hornhaut im Bereich der kleinen Zehen auf Schulterbeschwerden hin. Durch Muskelverspannungen im Bereich des Brustkorbes kann dann wiederum die Atmung als Quelle des Feuers behindert werden, wodurch ein gewisser Teufelskreis entsteht. Bei Herzproblemen findet sich häufig neben einem gräulichen Vorfuß eine derbe, feste Haut im Bereich des Großzehengrundgelenks (Herzzone).

Wasser in Feuer

Der Vorfuß ist eher feucht und kühl. Er erscheint - ähnlich wie das Fußgewölbe - heller, als dies für die Feuerzone sonst üblich ist.

Das Feuerelement des Vorfußes repräsentiert das Ego beziehungsweise Selbstbewusstsein eines Menschen. Dringt das Wasserelement in diese Region ein, wird der Mensch unsicherer und wankelmütiger. Weil das Ego dieser Menschen nicht stabil genug ist, ist es ihnen wichtig, was andere Menschen über sie denken und was sie für sie empfinden. Die Wankelmütigkeit spiegelt sich auch in ihrem Handeln wider: Angetrieben vom Feuerelement können sie sich für Dinge begeistern und diese mit viel Elan angehen. Das Wasserelement führt dann aber dazu, dass sie den eingeschlagenen Weg nicht beibehalten und Projekte eher abbrechen, statt sie bis zum Ende durchzuziehen. Ihr Mangel an Stabilität führt auch zu Ängsten und Schuldgefühlen. Besonders wenn sie etwas für sich tun, fühlen sie sich schuldig. Diese Menschen lassen sich leicht beeinflussen, was sie für Alkohol und Drogen verführbarer macht. Gleichzeitig können sie ungemein kreativ sein und erschaffen aus einem inneren Impuls heraus Kunst, die für andere oft unverständlich bleibt.

Das Aufsteigen des Wasserelements ins Feuer findet man z. B. bei der Refluxösophagitis, aber auch bei einer sekretreichen Bronchitis mit reichlichem, eher flüssigem Auswurf.

Luft in Feuer

Der Vorfuß ist eher weißlich und schlaff, die Haut kühl und empfindlich. Da Feuer für Muskulatur steht und Luft für Haut, haben diese Menschen eine lose, schlaffe Haut und einen geringen Muskeltonus.

Entsprechend der schlechter ausgebildeten Muskulatur meiden diese Menschen Aktivitäten, bei denen sie sich körperlich anstrengen müssen und schwitzen könnten. Durch das Luftelement wird die Gedankenwelt betont. Diese Menschen sind von ihren hochfliegenden Ideen bisweilen so vereinnahmt, dass für die reale Umsetzung nicht mehr genug Energie und Raum übrigbleibt. Die Handlungsfähigkeit kann dadurch deutlich beeinträchtigt sein. Die Menschen reden oft lieber als zu handeln und arbeiten daher eher als Theoretiker in ihrem Fachgebiet.

Die mangelnde Aktivität zeigt sich auch in geringer körperlicher Vitalität: Neben der hypotonen Muskulatur finden sich öfter eine Trichterbrust, ein schwaches Herz, kollabierte Gefäßklappen, Hypotonie, Neigung zu Ohnmacht und allgemeiner Schwäche.

Übergang vom Feuer- zum Luftelement

Feuer und Luft haben eine natürliche Affinität zueinander. Luft kann Feuer anfachen, aber auch auslöschen. Feuer kann Luft verbrennen, aber auch wärmen. So können sich die Elemente gegenseitig stärken oder schwächen. Wenn die Falten zwischen Vorfuß und Zehen besonders tief und stark ausgeprägt sind, dann ist die Beziehung zwischen den beiden Elementen gestört. Dies kann sich auf zwei verschieden Wegen äußern: Einerseits kann die Fähigkeit zu handeln und zu erschaffen gestört sein, was zu spontanen und unüberlegten Handlungen führen kann. Andererseits denken diese Menschen womöglich so viel darüber nach, wie sie handeln sollten, dass es gar nicht mehr zur Handlung kommt. Die starke Trennung zwischen Feuer und Luft, zwischen Denken und Handeln ist stark verbreitet. Auch Reden (Luft) und Empfindungen (Feuer) sind stärker getrennt, was dazu führt, dass der Mensch nur schwer über Herzensangelegenheiten sprechen kann.

Die Trennlinie zwischen den beiden Elementen findet sich im Körper im Bereich des Halses und des Schultergürtels wieder. Ist diese Trennung besonders stark ausgeprägt, kommt es häufiger zu Halsentzündungen, Knoten auf den Stimmbändern, Fehlfunktionen der Schilddrüse sowie HWS- und Schulter-Arm-Syndromen.

Erde in Luft

Sind die Zehengelenke verdickt, verhärtet und unbeweglich, ist dies ein Zeichen von Erde in Luft. Außerdem können die Zehenspitzen verhornt sein.

Das Luftelement will sich ausbreiten, Erde dagegen will sich zusammenziehen. Erde in Luft bringt Menschen hervor, die der Ansicht sind, dass Dinge nur auf eine bestimmte Art und Weise getan werden können. Sie versuchen, ihre Auffassung anderen aufzuerlegen. Sie behaupten, dass etwas schon immer so war und deshalb auch immer so sein wird. Erde in Luft erstickt den Gedankenprozess. Die Betreffenden glauben nicht, dass es etwas gibt, worüber man länger nachdenken sollte. Sie können recht unbeweglich, eigensinnig und bisweilen unerbittlich sein.

Körperlich äußert sich Erde in Luft in Konzentrationsstörungen und Lernschwierigkeiten. Auch eine Migräne, bei der die Gefäße sich verengen, kann hier auftreten.

Wasser in Luft

Die Zehen sind blass und biegsam, die Haut schält sich ab und die Zehennägel sind weich. Häufig sind Ekzeme und Mykosen vertreten.

Das aufsteigende Luft- und das absteigende Wasserelement würden sich eigentlich auseinander bewegen. Bei Wasser in Luft dringt dagegen das Wasser in das Luftelement ein und drängt dieses zurück. Entsprechend verdrängen Gefühle klare Gedanken. Diese Menschen machen immer wieder unbedachte Bemerkungen. Sie sagen Dinge, die sie bestimmt nicht gesagt hätten, wenn sie nur einen Augenblick lang klar überlegt hätten. Das Wasser im Luftelement vernebelt in gewisser Weise die Gedanken und die klare Sicht der Dinge. Wahrheit und Einbildung verschwimmen ineinander. Die Menschen ahnen zwar, dass sie Fehler machen, geben diese aber ungern zu und versuchen eher ihre Handlungen und Aussagen zu rechtfertigen. Die strukturierte Nutzung der durchaus vorhandenen Intelligenz ist erschwert.

Die körperlichen Beschwerden betreffen die Körperflüssigkeiten von Organen, die dem Luftelement zugeordnet sind. Vermehrt treten Infekte im Bereich der Nasennebenhöhlen, der Nase, des Halses und der Haut, z. B. als Allergie oder nässende Ekzeme, auf.

Feuer in Luft

Die Zehen sind heiß, rot und muskulös. Die Zehen liegen dicht aneinander.

Wird die Luft durch das Feuer zurückgedrängt, stellen Menschen ihr eigenes Denken in den Hintergrund und orientieren sich eher daran, was sie gelernt haben und funktionieren entsprechend. Aus dem Anspruch heraus, dem Gelernten zu entsprechen, entwickelt sich eine Angst davor, Fehler zu begehen. Regeln sind diesen Menschen sehr wichtig. Es ist ihnen sehr wichtig, wie man handeln sollte. Entsprechend finden sich Aussagen wie »So etwas darf man doch nicht sagen.« Deshalb sagen sie auch lieber nicht, was sie wirklich denken. Die Betreffenden müssen immer Recht haben, denn ihr Stolz bedarf immer wieder einer Bestätigung. Nicht Recht zu haben, betrachten sie als persönlichen Angriff. Selbst im Unrecht behalten sie ihren Standpunkt und gebärden sich dabei zuweilen recht hitzköpfig.

Die körperlichen Beschwerden äußern sich in bisweilen hitzigen Kopfschmerzen, die häufig von Fiebergefühl begleitet werden. Die Kiefernmuskeln sind angespannt, was sich in nächtlichem Zähneknirschen äußert. Es zeigt, dass diese Menschen nicht loslassen können. Die übermäßige Hitze im Kopf kann im Extremfall bis zum Hirnschlag führen.

Der ausgewogene Fuß

Füße zeigen zumeist – wie die dazugehörigen Menschen – eine Dominanz eines Elements. Die Füße der Menschen, die mit sich selbst und den anderen Elementen im Gleichgewicht sind, zeigen Gesundheit und Harmonie an. Beim ausgewogenen Fuß nehmen alle vier Elemente einen gleichgroßen Raum ein. Das bedeutet aber nicht, dass der Betreffende überhaupt nicht krank wird oder nie leiden muss. Es zeigt vielmehr die Art und Weise, wie er den Anforderungen des Lebens begegnet. Menschen, die in jeder Situation all ihre Facetten erfahren, die fest auf dem Boden stehen, die ihre Gefühle zulassen und aktiv präsent und geistig rege sind, lieben ihr Leben und drücken ihre Persönlichkeit auf allen Ebenen aus. Sie erlauben keinem Aspekt, die Überhand zu gewinnen, und führen so ein ausgewogenes Leben. Wann immer die Elemente bei diesen Menschen aus dem Gleichgewicht geraten, finden sie schnell zur Harmonie zurück. Ungleichgewichte werden meist nur von kurzer Dauer sein und kaum Narben und Zeichen in der jeweiligen Energiezone hinterlassen. Diese Menschen neigen nicht dazu, Energie zu verschwenden oder zu unangemessenen Mitteln zu greifen.

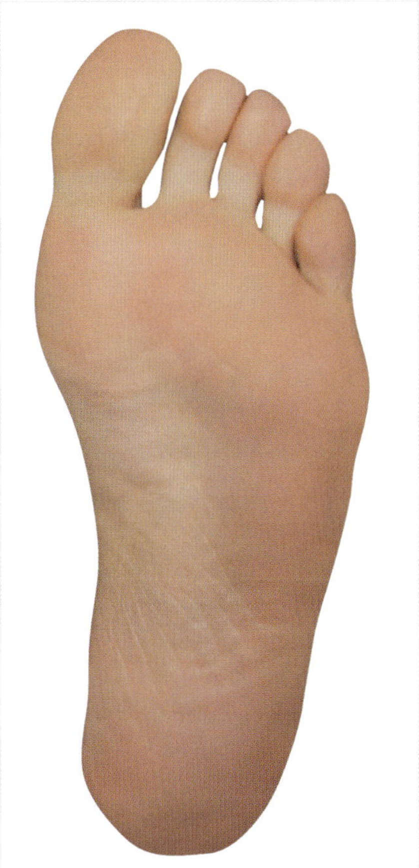

Abb. 23: Ausgewogener Fuß

Elemente im Bereich der Zehen

Die Zehen geben uns Auskunft über den Zustand des Luftelements bei einem Menschen. Da Luft allgegenwärtig und allumfassend ist, enthält sie auch alle anderen Elemente.

Die Zehen spiegeln die Intelligenz eines Menschen wider. Damit die Intelligenz eines Menschen ausgeglichen ist, muss sie alle Elemente enthalten. Sie muss in der Erde verwurzelt sein, das heißt, dass der Mensch fest auf dem Boden stehen muss, um etwas Neues aufnehmen und lernen zu können. Das Wasserelement muss vorhanden sein, um die Erlebnisse zu verdauen und um Angstgefühle zuzulassen. Denn Angst bringt uns dazu, zu wachsen, etwas zu überwinden und Kraft zu erlangen. Sie führt uns zu Wachstum und Entwicklung, wenn sie nicht zu groß ist. Feuer gibt uns den Antrieb zu lernen. Kraft ohne Motivationen reicht nicht aus. Ohne den Willen, unsere Grenzen zu überschreiten, können wir unsere Kraft nicht richtig nutzen. Das Luftelement zeigt, wie gut ein Mensch neues Wissen erlangen und die Grenzen eingefahrener Gedankenmuster überwinden kann. Intelligenz und Neugier stehen in Beziehung zueinander: Je neugieriger jemand ist, desto mehr fragt, forscht und weiß er. Intelligente Menschen sind sich bewusst, dass sie nur wenig von dem erfassen, was sie eigentlich wissen könnten.

1. Zehe – Zehe des Denkens

Die erste Zehe steht für Kopf, Gedanken und Wahrnehmung. Sie zeigt uns, wie wir uns und äußere Objekte wahrnehmen. Sie zeigt die männliche, aktive Energie. Je größer diese Zehe -insbesondere im Bereich des Großzehenendglieds - ist, desto mehr Raum bleibt für das Denken. Fühlt sich die Großzehe bisweilen taub bzw. wie eingeschlafen an, können sich dahinter Halswirbelsäulenprobleme verbergen. Eine tiefe Linie an der Außenkante der Großzehe oder etwas tiefer kann Ausdruck eines Schleudertraumas oder von Nackenschlägen im übertragenen Sinne sein.

2. Zehe – Zehe der Tat

Die zweite Zehe steht für Herz, Brust, Mut und Charisma sowie für Intuition, Wahrnehmung, Durchsetzungskraft und Handlung. Sie ist zugleich die Zehe des Egos. Wenn diese Zehe im Verhältnis zu den anderen Zehen dominant erscheint, spiegelt das oft eine Dominanz des Menschen wider, die mit einem Mangel an Sensibilität im Umgang mit anderen einhergehen kann. Wenn die zweite Zehe länger als die erste ist, handelt dieser Mensch möglicherweise ohne nachzudenken. Eine solche Konstellation findet man häufig bei intuitiven und energischen Menschen. Ein großer Zwischenraum zwischen der ersten und zweiten Zehe zeigt eine Diskrepanz zwischen Denken und Handeln an.

Die zweite und dritte Zehe geben uns Auskunft über die optische Wahrnehmungsfähigkeit. Veränderungen an diesen beiden Zehen können auf Sehstörungen hinweisen.

3. Zehe – Zehe des Gleichgewichts

Wie das Zwerchfell in unserem Körper (→ S. 69) spiegelt die dritte Zehe an den Füßen die Trennung zwischen den Elementen Wasser und Feuer wider. Sie steht für Ausgewogenheit und Gleichgewicht. Die dritte Zehe ist mit der Niere und der Angst - einer Emotion, die uns schützt - verbunden. Sie hat auch mit dem Sehen zu tun. Die genaue Betrachtung der Zehe gibt Hinweise, wie ein Mensch mit der Angst umgeht: Feuer zeigt an, dass er seine Angst kontrollieren kann; Wasser zeigt an, dass er seine Angst unterdrückt; Erde zeigt an, dass er seine Angst nicht sehen will.

Wenn die dritte Zehe viel kürzer oder länger als die zweite oder vierte Zehe ist, kann ein grundlegendes Ungleichgewicht im emotionalen (Wasser), motorischen (Feuer) oder mentalen (Luft) Bereich bestehen.

4. Zehe – Zehe der Emotion

Die vierte Zehe des rechten Fußes steht mit der Leber, die des linken Fußes mit der Milz in Verbindung. Schuld, Wut und Tadel können sich hier ebenso widerspiegeln, wie Hören und Aufmerksamkeit. Ungewöhnliche Zeichen in diesem Bereich weisen auf ein Problem mit Luft und Wasser hin. Möglicherweise können sie auch ein Hinweise auf Hörstörungen sein. Menschen, die ärgerlich sind - die Emotion Ärger gehört zum Wasserelement -, können nicht zuhören - das Ohr gehört zum Luftelement. Sie können nichts hineinlassen.

Die vierte und fünfte Zehe sagen uns, wie ein Mensch Informationen mittels der Ohren empfängt. Veränderungen an diesen beiden Zehen können z. B. auf Ohrensausen, Schwindel oder Hörstörungen hinweisen. Ein Taubheitsgefühl in der vierten und fünften Zehe kann ein Hinweis auf Störungen im Lendenwirbelsäulenbereich sein.

5. Zehe – Zehe der Bedürfnisse

Die fünfte Zehe zeigt den Zustand des Erdelements, wenn es sich im Luftgebiet befindet. Sie gibt Auskunft darüber, wie der Mensch materielle Dinge, Fortpflanzung und Sexualität wahrnimmt. Sexualität ist ein Aspekt der Intelligenz, denn intelligente Menschen wissen, dass sie Bedürfnisse haben, die ernst genommen werden müssen. Ist die fünfte Zehe unter die vierte geschoben, kann dies auf Ängste im Hinblick auf Überleben und Sexualität hindeuten.

Stellung der Zehen zueinander

Jede Kombination von übereinander gebogenen Zehen weist auf eine Interaktion der Elemente hin. Liegt eine Zehe höher als oder direkt über einer anderen, so spielt sie eine aktive und beherrschende Rolle, während sich die tiefer liegende Zehe »aufgegeben hat« und kraftlos ist. Die Zehen können sich dabei direkt überlappen, d. h. zum Teil aufeinander liegen, oder sich getrennt nebeneinanderliegend in verschiedenen Ebenen weiter oben oder unten befinden. An solchen Zehenkonstellationen lässt sich erkennen, was jemand sich selbst und anderen antut. Liegt z. B. die zweite Zehe auf der Großzehe auf, wie dies öfter beim Hallux valgus auftritt, so dominiert das Handeln über dem Denken. Aber auch die gegenläufige Konstellation, das heißt die zweite Zehe liegt unter der ersten, findet sich immer wieder bei diesem Krankheitsbild. Dann spielen für den Menschen Ideen eine größere Rolle als die Umsetzung in die Tat. Liegen die zweite und/oder die dritte Zehe oberhalb der anderen Zehen, sind die Menschen oft stark visuell orientiert. Ist die vierte Zehe ober- oder unterhalb der übrigen Zehen, kann die auditive Wahrnehmung gestört sein. Ist die kleine Zehe untergeordnet, werden die Gefühle eher vom Erdelement beherrscht, das heißt, dass z. B. die Sexualität eher unter dem Aspekt der Fortpflanzung denn der Lust gesehen wird.

Zehennägel

Veränderungen an den Nägeln können Hinweise auf den Gesundheitszustand eines Menschen geben. Dabei besteht kein Unterschied zwischen den Finger- und Zehennägeln. Allerdings werden die Hände, und entsprechend die Fingernägel, meist sehr viel eingehender beobachtet als Füße und Fußnägel.

Nagelveränderungen können auf zurückliegende Erkrankungen, Mangelzustände oder Stoffwechselbelastungen, wie z. B. durch äußere Noxen und Medikamente, hindeuten. Darüber hinaus können sie die Disposition zu bestimmten, durch Laborparameter noch nicht feststellbare, Leiden erkennbar machen. Professor Eckart Hanecke, Facharzt für Dermatologie und Venerologie, hat darauf hingewiesen, dass sich die Nagelschau zur Diagnose nur bedingt eignet. Das physiologische Nagelwachstum beträgt etwa 0,05 bis 0,1 mm pro Tag bzw. 3 mm pro Monat. Ist der Nagel erst einmal gebildet, verändert er sich nicht mehr. Das kann bedeuten, dass z. B. ein Mangelzustand erst dann erkennbar ist, wenn das Defizit bereits behoben ist. Auf der anderen Seite sind Veränderungen der Nägel oft das erste, sichtbare Alarmzeichen eines Mangelzustandes oder einer inneren Erkrankung, das einem Patienten auffällt.

Veränderungen der Nagelwölbung

Uhrglasnägel

Bei Uhrglasnägeln sind die Endglieder von Fingern und Zehen aufgetrieben und die Nägel stark gewölbt. Meist einhergehend mit Trommelschlegelfingern bzw. -zehen. Sie sind ein Hinweis auf eine chronische Sauerstoff-Unterversorgung (chronische Hypoxie), z. B. bei Lungen- oder Herzerkrankungen.

Sind die Nägel zusätzlich noch auffallend brüchig, ist dies ein Hinweis auf Mineralmangel infolge von Essstörungen, wie bei Anorexia nervosa, Bulimie oder langjährigem Laxanzienabusus.

Löffelnägel

Löffelnägel zeigen eine schüsselförmige Nagelplattenvertiefung. Die Ränder wirken erhaben. Meist einhergehend mit Nagelverdünnung, besonders glatter Oberfläche, vermehrter Brüchigkeit und Randablösung. Hinweis auf eine Vielzahl von Erkrankungen und Mangelzuständen, insbesondere Eisenmangel. An den Zehen sind Löffelnägel nur bei Kindern sichtbar. Laut Fachliteratur sind sie auch mögliche Hinweise auf Morbus Raynaud, Diabetes mellitus, Sprue, Morbus Addison, Morbus Basedow, Morbus Cushing, Protein-, Vitamin B_2- und Vitamin C-Mangel.

Veränderungen der Nagelstruktur

Längsrillen

Aus schulmedizinischer Sicht werden Längsfurchen als Teilsymptom der durch Morbus Raynaud erzeugten Durchblutungsstörung betrachtet. Naturheilkundlich sind Längsrillen, besonders wenn sie vor dem 40. Lebensjahr auftreten, ein Hinweis auf eine Sprue, eine Pankreasinsuffizienz oder eine funktionelle Verdauungsschwäche.

Querrillen

Querrillen werden auch als Beau-Reil-Furchen bezeichnet. Sie weisen auf temporäre Nagelwachstumsstörungen hin, z. B. nach lebensbedrohlichen Infektionen, Intoxikationen oder starken Blutungen. Querrillen treten auch als Begleiterscheinung gesundheitlicher Störungen auf, z. B. bei Hauterkrankungen wie der Psoriasis, Zinkmangel, Magen-Darm-Störungen oder einer allgemeinen Mangelernährung, z. B. nach Abmagerungskuren. Auch nach Kontakt mit äußeren Noxen wie Tetracyclinen, Zytostatika, Cortison, Arsen, Thallium oder Blei.

Tüpfel- oder Grübchennägel

Tüpfel- oder Grübchennägel sind ein sehr spezifisches Zeichen. Dabei verleihen stecknadelkopfgroße, wie gestanzt erscheinende Erosionen dem Nagel ein wurmstichartiges Aussehen. Sie sind ein Hinweis auf Psoriasis, Ekzeme und Alopezia areata.

Nagelablösung (Onycholyse)

Eine Nagelablösung ist meist traumatisch bedingt durch stumpfe Traumata, z. B. zu enge Schuhe oder weil etwas Schweres auf die Zehe gefallen ist. Meist tritt die Nagelablösung in Kombination mit einem subungualen Hämatom auf. Weitere mögliche Ursachen sind Chemikalien, Medikamente, lokale Infekte wie z. B. Eiterungen oder erbliche Anomalien. Sind mehrere Nägel betroffen, ist dies ein möglicher Hinweis auf Hauterkrankungen, wie z. B.

Psoriasis, endokrine Erkrankungen wie Diabetes mellitus und Schilddrüsenerkrankungen, Durchblutungsstörungen sowie Porphyrien.

Veränderungen der Nagelfarbe

Weißfärbung (Leukonychie)

Partielle oder totale Weißfärbung der Nägel ist ein Hinweis auf Anämie.

Milchglasweiße Färbung kommt bei chronischen Leberleiden, vor allem bei Leberzirrhose, und zunehmender Niereninsuffizienz vor.

Multiple, weiße Flecken oder Punkte können Mikrotraumen sein. Sie entstehen auch beim Zurückschieben des Nagelhäutchens. Die Nagelwurzelzellen reagieren auf Druck mit Verhornungsstörungen. Aus naturheilkundlicher Sicht sind sie ein Hinweis auf nervöse und/oder hormonelle Dysregulation sowie rheumatische Diathese. Die Weißfärbung kann hinweisen auf Zinkmangel oder einen Kontakt mit äußeren Noxen wie Arsen, Thallium oder Zytostatika.

Asymmetrische weißliche Nagelverfärbung

Asymmetrische weißliche Nagelverfärbungen finden sich z. B. bei Onychomykosen (Nagelpilz). Die Verfärbung beginnt meist mit einem asymmetrischen Fleck. Der Ausgangspunkt liegt zumeist am vorderen freien oder am seitlichen Nagelrand. Nach Ausbreitung der Mykose, die entweder den subungualen Bereich oder die Nagelplatte selbst betreffen kann, wird der betroffene Nagel zunehmend gelblicher bis grau-bräunlicher und trübe mit bröckeliger Verdickung. Teilweise hebt er sich ab.

Gelbfärbung (Yellow-Nail-Syndrom)

Die Nägel werden dick und sehen gelblich glänzend aus. Sie wachsen langsam, haben keine Verbindung mehr mit dem Nagelbett und können sogar ohne äußeres Trauma abfallen. Dies ist oft ein Hinweis auf eine Erkrankung, bei der neben Lymphabflussstörungen eine chronische Infektion der oberen Atemwege vorliegt.

Gelblich-braune Pigmentierungen sprechen für Leber- oder Galleerkrankungen, ovarielle Dysfunktionen oder Psoriasis.

Als äußere Noxen kommen in Frage: Tetracycline, Röntgenstrahlen, Karbol, Eisen, Arsen, Nagellack, Nikotin.

Schwarz-braune Verfärbung

Schwarz-braun verfärbte Nägel weisen auf Morbus Addison, eine Hyperthyreose, Morbus Cushing oder einen Vitamin-B12-Mangel hin.

Ein subunguales Hämatom kann durch ein äußeres Trauma, z. B. durch zu kleine Schuhe oder zu lange Zehennägel, entstanden sein. Es kann sich aber auch um in Folge einer Blutgerinnungsstörung entstandene Hämorrhagien handeln.

Kleine dunkle rötlich-braune Striche am distalen Nagelrand nach einer Splitterblutung gelten als Hinweis auf eine Endokarditis, Glomerulonephritis, Vaskulitis oder Leberzirrhose.

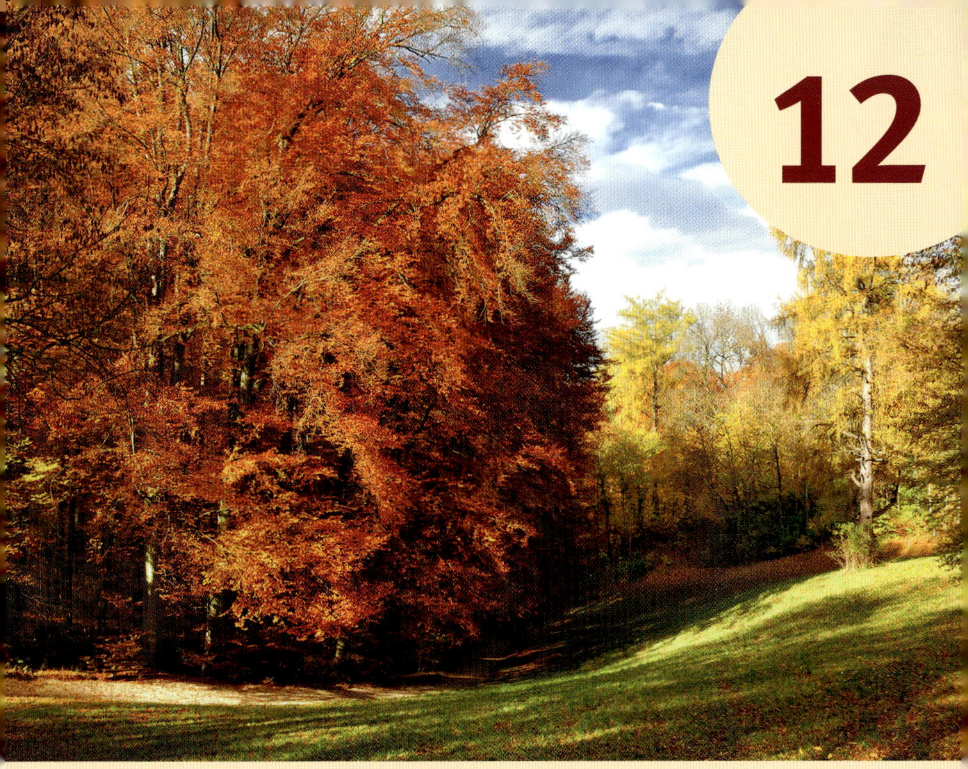

12

Übergänge zwischen den Lebensabschnitten

Der Mensch durchläuft verschiedene Entwicklungs- bzw. Lebensphasen, die sich auch am Fuß widerspiegeln und ihrerseits bestimmten Elementen zugeordnet werden. Der Übergang in die nächste Phase ist manchmal auffallend markiert, besonders dann, wenn die individuelle Lebensgestaltung durch Blockaden gestört worden ist. Hier kann eine sanfte Fußreflexzonenbehandlung im jeweiligen Bereich der Wirbelsäulenreflexzone am Fuß Blockaden lösen und die individuelle Lebensgestaltung fördern.

Die metamorphotische Therapie wurde von dem Reflexzonentherapeuten Robert St. John in den 1950er Jahren entwickelt. Seine Methode basiert auf der, in der Reflexzonentherapie üblichen, Annahme, dass die innere Wölbung des Fußes mit ihren Reflexpunkten der Wirbelsäule und ihren Reflexzonen entspricht. St. John ergänzte diese Grundlagen der Fußreflexzonentherapie mit der Theorie, dass sich in diesem Bereich des Fußes die vorgeburtliche (pränatale) Zeitspanne von der Empfängnis bis zur Geburt widerspiegelt und hier Energieblockaden aus der Zeit der Schwangerschaft festgehalten werden,

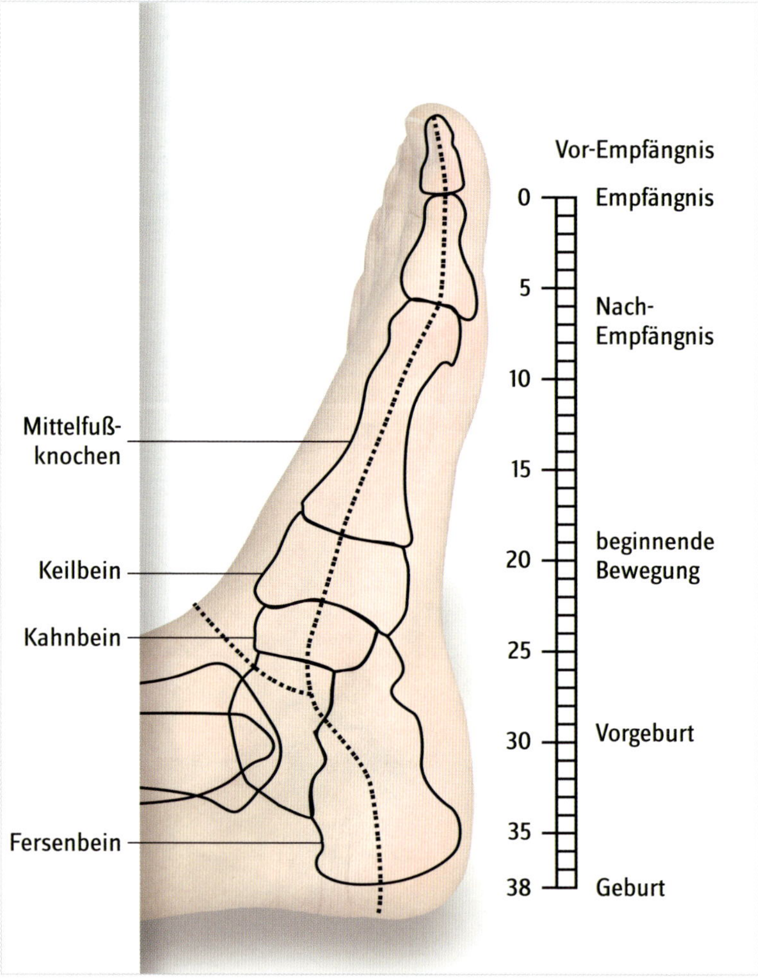

Abb. 24: Metamorphose der Pränataltherapie nach Robert St. John

welche später großen Einfluss auf die körperliche, mentale und emotionale Entwicklung des Menschen haben können.

Den Punkt der Empfängnis setzte Robert St. John in den Bereich des ersten Halswirbelkörpers, bzw. als Fußreflexpunkt in den Bereich des ersten Gelenkes der Großzehen, als Maximalpunkt der männlichen (väterlichen) Energie. Den Punkt der Geburt setzt er in den Bereich des Steißbeins bzw. der Entsprechungen als Reflexzone am Fuß, als Maximalpunkt der weiblichen (mütterlichen) Energie. Durch sanfte Behandlung dieser Reflexzonen können Blockaden gelöst werden. Aus dieser Grundlage heraus entstand der ursprüngliche Name dieser Methode: »Pränatale Therapie«. Später wurde er durch die Bezeichnung »Metamorphose« oder »Metamorphosis« abgelöst, was auf die Veränderungen hinweist, die mit dieser Therapie sowohl körperlich als auch seelisch erzielt werden können. Da das ungeborene Kind in enger Symbiose mit der werdenden Mutter verbunden ist, können durch die Metamorphosis-Behandlung sowohl Blockaden bei der Mutter, als auch bereits beim Kind gelöst werden.

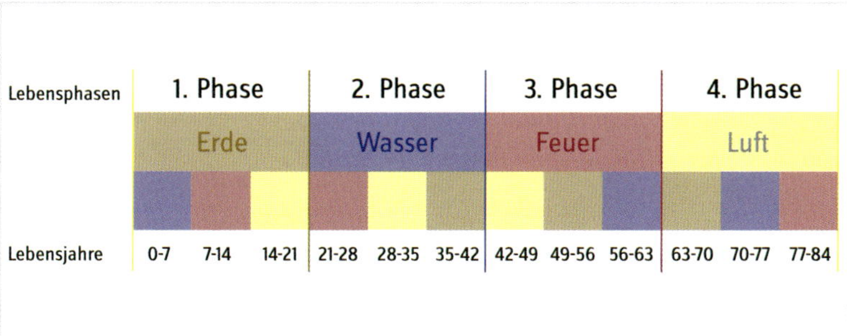

Abb. 25: Zuordnung der Elemente zu den Lebensphasen

Auch der geborene Mensch durchläuft verschiedene Entwicklungs- bzw. Lebensphasen. Als Orientierungsrahmen kann man von den 7-Jahres-Phasen ausgehen. Die Lebensphasen gliedern sich in vier Hauptphasen.

Vier Hauptphasen des Lebens

Phase	Lebensabschnitt	Alter	Hauptelement
1. Phase	Kindheit und Jugend	0 - 7 - 14 - 21	Erde
2. Phase	Erwachsenenalter	21 - 28 - 35 - 42	Wasser
3. Phase	Reife	42 - 49 - 56 - 63	Feuer
4. Phase	Alter	63 - 70 - 77 - ...	Luft

Innerhalb jeder der vier Hauptphasen, die je einem Element entsprechen, werden im Idealfall etwa im 7-Jahres-Rhythmus drei Unterphasen durchlebt, die wiederum einem der drei anderen Elemente zugeordnet sind. Zwar kann es auch zu deutlichen Verschiebungen dieser Unterphasen bis hin zum Überspringen einer Phase kommen, doch ist das für die persönliche Entwicklung eher hinderlich.

1. Phase, Lernphase, Erdelement: Entsprechend dem Erdelement sind die ersten 21 Lebensjahre meist geprägt von Stabilität, Zuwendung, Rhythmus, Vertrauen, Sicherheit und Geborgenheit. Innerhalb dieser vom Erdelement geprägten Hauptphase durchschreiten wir drei Unterphasen, die von den Elementen Wasser, Feuer und Luft geprägt sind: Als Schulkind erfahren wir passend zum Wasserelement das Loslassen, Weinen und Lachen und verdauen erste Schwierigkeiten. In der Pubertät erfahren wir gemäß dem Feuerelement starke Gefühle, erste Herzschmerzen, Aufruhr, Abgrenzung, Kampf und Aufbegehren. Entsprechend dem Luftelement weitet sich der persönliche Raum um den Jugendlichen. Das Schmieden von Plänen, Verantwortung übernehmen, Ziele haben, Ideen umsetzen, Träumen, Ideale suchen, Sehnsucht und Sucht gewinnen an Bedeutung.

2. Phase, Orientierungsphase, Wasserelement: Diese Lebensphase ist entsprechend dem Wasserelement geprägt von Emotionen, im Fluss sein, Veränderlichkeit, Beweglichkeit und Grenzenlosigkeit. In der ersten vom Feuerelement geprägten Unterphase gilt es für die meisten Menschen, Ziele zu erreichen, die Ausbildung oder das Studium zu beenden, Macht haben zu wollen und akzeptiert zu werden. In der zweiten Unterphase entstehen entsprechend dem Luftelement eigene Denkgebäude, eine eigene Philosophie und Visionen. Mit der Zeit stellen sich normalerweise in der dritten Unterphase, die dem Erdelement zugeordnet wird, eine gewisse Routine und Leere ein, eine Familie wird gegründet, wir widmen uns dem Haus- und Nestbau.

3. Phase, Sozialphase, Feuerelement: Die dritte Lebensphase ist entsprechende dem Feuerelement geprägt von Tatkraft, Durchsetzungsvermögen, Strategiedenken und unternehmerischen Fähigkeiten, wie andere führen zu können. In der ersten Unterphase entwickeln sich passend zum Luftelement zunehmend sprühende Ideen, Mut zu neuen Aufgaben, mitreißende Begeisterungsfähigkeit und Kreativität. Entsprechend dem Erdelement werden in der zweiten Unterphase Wohlstand und Ansehen immer wichtiger. Starrsinn oder Gleichgültigkeit, Resignation bis hin zum Burn-out-Syndrom, das Warten auf den Ruhestand und unwirksames Besserwissen nehmen zu. Entsprechend dem Wasserelement wird es wichtiger, langfristige Entwicklungen denken und gestalten können, Mitmenschen zu inspirieren, ausgleichend zu wirken und potentielle Fähigkeiten zu erkennen. Bei vielen Menschen macht sich nun liebevolle Gelassenheit breit.

4. Phase, geistige Phase, Luftelement: Gemäß dem Luftelement sind in dieser letzten Hauptphase Werte, Paradigmen und Philosophien prägend. Wichtig sind weiterhin innere Gelassenheit, Uneigennützigkeit, Weisheit, der Erhalt lebhafter, vielfältiger Interessen sowie geistiger und seelischer Aktivität. Entsprechend dem Erdelement machen sich in der ersten Unterphase zunehmend Engstirnigkeit, Streitsucht und das Beharren auf Gewohnheiten breit. Passend zum Wasserelement drohen wir anschließend im Vergangenen zu stagnieren und dem Gestern nachzutrauern. Gemäß dem Feuerelement fixieren wir uns schließlich ängstlich auf das Nachlassen der körperlichen Leistungsfähigkeit.

Zu jeder Phase gehören gewisse Grundbedürfnisse, Einstellungen, Werte und Motive, wobei die Übergänge fließend entlang unserer »Lebenslinie« verlaufen. In jeder Phase können sich individuelle Fähigkeiten optimal entwickeln. Der Übergang in eine nächste Phase ist manchmal auffallend markiert, besonders dann, wenn die individuelle Lebensgestaltung durch Blockaden gestört worden ist. Diese Störungsmuster können eventuell bereits in der Pränatalphase geprägt worden sein. Hier kann eine sanfte Fußreflexzonenbehandlung im jeweiligen Bereich der Wirbelsäulenreflexzone am Fuß Blockaden lösen und die individuelle Lebensgestaltung fördern.

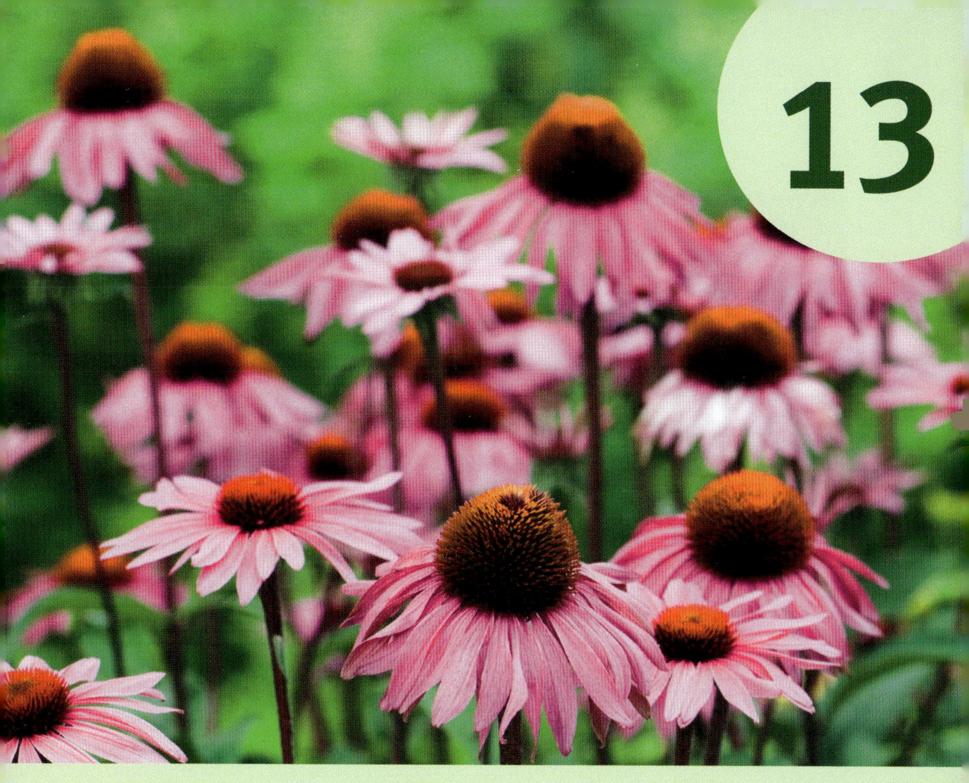

13

Indikationstabelle

In diesem Kapitel sind die wichtigsten Erkrankungen alphabetisch aufgeführt. In Kürze wird beschrieben, welche Reflexzonen aus welchem Grund für die Behandlung einer Erkrankung in Frage kommen. Zusätzlich wird darauf hingewiesen, ob eine bestimmte Zone bei dieser Krankheit sedierend oder tonisierend behandelt werden soll.

zu berücksichtigende Organe	Erklärung
Allergien, Heuschnupfen	
Nebennieren, Hypophyse, Nasennebenhöhlen, Lunge, Bauhin-Klappe	Überreaktion der körpereigenen Abwehr auf Allergene, z. B. Pollen, Hausstaub, Tierhaare. Die Hormone der Hypophyse regulieren die endokrinen Drüsen, wie z. B. die Nebennieren, welche Cortisol ausschütten. Dieses wirkt entzündungshemmend. Die Bauhin-Klappe reguliert aus humoralpathologischer Sicht die Schleimverteilung in den Organen. **Tonisierend** behandeln: Nebennieren, Hypophyse, Bauhin-Klappe **Sedierend** behandeln: Lunge, Nasennebenhöhlen
Anämie	
Milz	Aufgaben der Milz: »Blutmauserung«, Erzeugung von Hämoglobin, Hämoglobinmangel führt zur Anämie. **Tonisierend** behandeln: Milz
Arthritis	
Leber, Nieren, Nebennieren, Solar plexus	Bei der Arthritis sammeln sich vermehrt Abbaustoffe in den betroffenen Gelenken an. Diese Schlackenstoffe müssen zunächst von der Leber nierengängig gemacht werden, um dann über die Niere ausgeschieden werden zu können. Das von den Nebennieren freigesetzte Cortisol wirkt entzündungshemmend. Bei Stress kommt es zu einer erhöhten Grundanspannung der Muskulatur, was die Gelenke zusätzlich belastet. Hier ist eine Beruhigung über den Solar plexus hilfreich. **Tonisierend** behandeln: Leber, Nieren, Nebennieren. **Sedierend** behandeln: Solar plexus.
Asthma	
Nebennieren, Bauhin-Klappe, Solar plexus, Lungen	Die Nebennieren erzeugen körpereigenes Adrenalin, welches die Bronchiolen erweitert. Die Bauhin-Klappe ist aus humoralpathologischer Sicht für die Schleimverteilung wichtig. Über den Solar Plexus lassen sich Verspannungen lösen. **Tonisierend** behandeln: Nebennieren, Bauhin-Klappe. **Sedierend** behandeln: Solar plexus, Lungen

zu berücksichtigende Organe	Erklärung
Augenleiden	
Augen, HWS, Nieren	Im Bereich der HWS verlaufen die Blut- und Nervenbahnen, welche die Augen versorgen. Augen und Nieren stehen in Bezug zu einander. So liegen sie z. B. in der gleichen Längskörperzone. **Tonisierende** Behandlung der Nierenzone bei Augenleiden.
Ausschlag (Ekzem)	
Innersekretorische Drüsen, Solar plexus, Nieren, Lymphe	Ein Ekzem steht häufig mit trockner Haut in Zusammenhang. Dabei hat sich die Behandlung von Schilddrüse (trockene Haut bei Hypothyreose) und Nebennieren (bei allergischer Disposition) bewährt. Als Ausscheidungsorgan kann die Haut durch Anregung von Lymph- und Nierenzonen entlastet werden.
Blähungen	
Darm, v. a. Sigmoid; Solar plexus	Durch die S-Form können Gase schlechter aus dem Sigmoid entweichen, wodurch es von Blähungen besonders stark betroffen ist. Bei krampfhaften Schmerzen: **Sedierung** des Solar plexus.
Blasenbeschwerden	
Blase, Harnleiter, Nieren, olar plexus	Bei Blasenleiden immer das gesamte Harnwegsystem behandeln, um aufsteigende Harnwegsinfekte zu verhindern. Die Behandlung des Solar plexus wirkt entspannend bei krampfartigen Schmerzen.
Bluthochdruck	
Solar plexus, Herz, Nieren, Nebennieren	Eine Hypertonie ist als allgemeiner Hinweis auf Störungen bei der Homöostase zu werten. Das Herz muss gegen den höheren Druck arbeiten. Zur Unterstützung der Herztätigkeit werden die Nebennieren – und damit die Adrenalinausschüttung – angeregt. Die Nieren dienen der Regulation des Flüssigkeitshaushaltes. **Tonisierend** behandeln: Herz, Nieren, Nebennieren. **Sedierend** behandeln: Solar plexus.

zu berücksichtigende Organe	Erklärung
Brust	
Brustzone, Lymphdrüsen, Hypophyse	Da das gesamte Brustgebiet von Lymphknoten durchzogen wird, kann die Brust als Teil des lymphatischen Systems angesehen werden. Das für das Wachstum der Brustdrüsen, die Milchsekretion und den Erhalt des Gelbkörpers zuständige Prolaktin wird in der Hypophyse produziert. **Sedierend** therapieren: zur Brustentspannung, z. B. beim Prämenstruellen Syndrom. Sonst **tonisierend** behandeln.
Depression	
Solar Plexus, Kopfzonen, Schilddrüse, innersekretorische Drüsen, Leber	Bis heute weiß man nicht genau, warum eine Depression entsteht. Es ist anzunehmen, dass viele verschiedene Faktoren an der Entstehung der Krankheit beteiligt sind. Körperliche Erkrankungen können eine Depression auslösen. Die häufigsten sind dauernde Schmerzen, chronische Erkrankungen, Erkrankungen von Leber oder Schilddrüse, Morbus Parkinson. Aber auch die Belastung der modernen Gesellschaft wird immer höher: Sorgen vor Arbeitslosigkeit, Stress im Beruf, ja sogar Stress in der Freizeit, sind sicher Faktoren, die eine Depression fördern können. Die moderne Technik ermöglicht es uns, gegen den inneren Rhythmus zu leben. Früher stand man auf, wenn der Hahn krähte und ging zu Bett, wenn die Sonne unterging. Die Verschiebung des Lebensrhythmus bewirkt eine Verschiebung der inneren Uhr. Für die Entstehung einer Depression im Alter kann, abgesehen von der Lebenssituation älterer Menschen, das Ungleichgewicht der Botenstoffe im Gehirn als mögliche Ursache verantwortlich gemacht werden. So verringert sich z. B. der Stoffwechsel im Körper, die Botenstoffe des Nervensystems Dopamin, Noradrenalin und Serotonin nehmen ab. Ob die verschiedenen Regionen **sedierend** oder **tonisierend** behandelt werden sollten, hängt von den Ursachen der Depression im Einzelfall ab.

zu berücksichtigende Organe	Erklärung
Diabetes	
Bauchspeicheldrüse, Hypophyse, Nieren, Augen	Zur Anregung der Insulinproduktion werden die Bauchspeicheldrüse und die Hypophyse als deren übergeordnet Drüse **tonisierend** behandelt. Eine der Frühfolgen des Diabetes ist die Atrophie kleiner Blutgefäße von Augen und Nieren. Zur Prophylaxe schon im Anfangsstadium des Diabetes mellitus Augen und Nieren **tonisierend** behandeln.
Darmerkrankungen	
Dickdarm, Dünndarm, Leber, Gallenblase, Nebennieren, Solar plexus	Bei Verstopfung werden Dünn- und Dickdarm, Leber und Gallenblase **tonisierend** behandelt, um die Verdauung anzuregen. Bei nervös bedingter Diarrhö sollten Dickdarm und Solar plexus **sedierend** therapiert werden. Bei infektbedingten Diarrhöen kann im Einzelfall eine **Tonisierung** zur schnelleren Ausleitung der Erreger oder eine **Sedierung** bei stark geschwächten Patienten angezeigt sein. Bei entzündlichen Darmerkrankungen werden die Nebennieren **tonisierend** behandelt, um die Ausschüttung des entzündungshemmenden Cortisols anzuregen. Bei Verspannungen im Darmbereich wirkt ein dauerhafter Druck auf die Reflexzone des Solar plexus entspannend.
Fieber	
Hypophyse	Fieber ist im Normalfall eine sinnvolle Abwehrreaktion des Körpers. Steigt die Körpertemperatur jedoch zu hoch, kann man die Temperatur durch eine **Tonisierung** der Hypophyse halten oder sogar senken.
Frauenkrankheiten	
Gebärmutter, Eierstöcke, Eileiter, Bauchlymphe, Nebennieren	Bei krampfartigen Schmerzen im Rahmen von Menstruationsbeschwerden werden die Gebärmutter **sedierend**, die Bezugszone des Urogenitaltraktes und die Bauchlymphzone **tonisierend** behandelt. Nach Gebärmutterentfernung: **Tonisierung** von Gebärmutter und Bauchlymphe zur besseren Wundheilung. Bei Entzündungen: **Tonisierung** der Nebennieren.

zu berücksichtigende Organe	Erklärung
Gallensteine	
Leber, Gallenblase, Solar plexus	Gries kann durch **Tonisierung** von Gallenblase und Leber zum Abgang gebracht werden. Bei größeren Steinen **sedierend** arbeiten, damit die Steine nicht im Gallengang eingeklemmt werden. Zur Entkrampfung: **sedierende** Behandlung des Solar Plexus.
Gicht	
Nieren, Nebennieren, Bezugszonen der entzündeten Gelenke	Anregung der Nieren zu Verbesserung der Harnsäureausscheidung. Bezugszonen der schmerzenden Gelenke werden am Fuß **sedierend** behandelt. Bei starken Schmerzen am Fuß kann auf die Hand ausgewichen werden. **Tonisierung** der Nebennieren gegen die Entzündungsreaktion.
Hämorrhoiden	
Leber, Sigmoid, Rektum	Hämorrhoiden sind ein Stauungszeichen der Leber. Die Leber **tonisierend** behandeln. Zur Reduzierung der Blutfülle und der Schmerzen die betroffenen Regionen, Sigmoid und Rektum, **sedieren**.
Hautkrankheiten	
Nieren, Leber, Lymphzonen, Schilddrüse, Keimdrüsen, Hypophyse, olar plexus	Die Haut ist unser größtes Ausscheidungsorgan. Zur Unterstützung der Ausscheidung: **Tonisierung** von Nieren, Leber und Lymphzonen. Bei entzündlichen Erkrankungen: **Tonisierung**. Bei trockener Haut aufgrund einer Hyperthyreose: **Sedierung** der Schilddrüse. Bei fettiger Haut aufgrund Hypothyreose: **Tonisierung** der Schilddrüse. Bei hormonell bedingten Hauterkrankungen, z. B. Akne, Stimulation der Keimdrüsen und Hypophyse. Die Haut spielt im Kontakt zu unseren Mitmenschen eine große Rolle. Entsprechend spiegeln Hautkrankheiten oft Schwierigkeiten im Kontakt mit der Umwelt wider. Hier lässt sich über **Sedierung** des Solar plexus ausgleichend einwirken. Dies gilt auch bei Juckreiz.

zu berücksichtigende Organe	Erklärung
Hals- und Rachenerkrankungen	
Hals, Nebennieren, lymphatisches System	Bei Entzündungen: **Tonisierung** der Nebennieren. Bei Schmerzen: **Sedierung** der Halszone. Bei Halsschmerzen und Rachenentzündungen: Anregung des Lymphsystems durch **tonisierend**es Ausstreichen der Schwimmhäute zwischen den Zehen.
Herzerkrankungen	
Herz, Lunge, Brustkorb, Schultergürtel, Solar plexus, Schilddrüse	Bei Herzschwäche: **Tonisierung** der Herzregion. Bei Herzrhythmusstörungen, Cor nervosum: **Sedierung** der Herzregion. Bei Cor nervosum: **Sedierung** der Schilddrüse. Zur Entstauung: **Tonisierung** der Lunge z. B. mit der Lungenpresse, Lockerung des Schultergürtels durch Einfädeln der Finger zwischen den Zehen (→ S. 62).
Klimakterische Beschwerden	
Schilddrüse, Solar plexus, Gebärmutter, Eierstöcke, Hypophyse	Bei Schweißausbrüchen, Schlafstörungen, Herzrasen und emotionaler Unausgeglichenheit: **Sedierung** von Schilddrüse und Solar plexus. Bei Libidoverlust: **Tonisierung** von Eierstöcken, Gebärmutter und Hypophyse.
Kopfschmerzen	
Solar plexus, andere Organe je nach Ursache	Symptomatisch wird der Solar plexus bei Kopfschmerzen **sedierend** behandelt. Die Ursachen von Kopfschmerzen sind vielfältig. Entsprechend werden die auslösenden Organe, wie Wirbelsäule, Leber, Kopf, Augen, Magen mit behandelt.
Lähmungen, Polyneuropathie	
Ganzer Körper, Wirbelsäure, Kopf	Bei Lähmungen und Polyneuropathien ist die Bearbeitung des ganzen Fußes anzuraten. Bei zerebral bedingter Lähmung: **Tonisierung** der Kopfzone. Bei wirbelsäulenbedingter Lähmung: Wirbelschwinge zur Lockerung und verbesserten Durchblutung der Wirbelsäule.

zu berücksichtigende Organe	Erklärung
Lungenerkrankungen, siehe auch Asthma	
Lunge, Dickdarm, auhin-Klappe, Solar plexus, Nebennieren	Lunge und Darm stehen in Bezug zueinander, da sie aus dem gleichen embryonalen Keimblatt entstehen. Den Bereich der Bauhin-Klappe bei Verschleimung, z. B. beim Emphysem, **sedierend**, bei trockenem Husten jedoch **tonisierend** behandeln. Bei Krampfzuständen: Solar plexus **sedieren**. Bei Entzündungen: **Tonisierung** der Nebennieren.
Magenbeschwerden	
Magen, Solar plexus/Zwerchfell, Nebennieren	Bei hyperazidem Magen: **Sedierung** der Magenregion. Bei hypoazidem Magen: **Tonisierung** der Magenregion. Bei stressbedingten Magenbeschwerden, z. B. Geschwüren: **Sedierung** des Solar plexus. Bei Entzündungen: **Tonisierung** der Nebennieren.
Nieren- und Blasenerkrankungen	
Nieren, Harnleiter, Blase, Nebennieren, Prostata, olar plexus	Bei Nierenschwäche: **Tonisierung** der Nieren zur Anregung der Nierenfunktion. Bei durch eine vergrößerte Prostata behindertem Harnfluss: **Sedierung** der Prostata. Bei Entzündung: **Tonisierung** der Nebennieren. Bei krampfartigen Schmerzen: **Sedierung** des Solar plexus. Sind andere Erkrankungen, wie z. B. Diabetes oder Bluthochdruck ursächlich für die Nierenstörung verantwortlich, sind diese Erkrankungen entsprechend zu behandeln.
Ohnmachtsanfälle	
Hypophyse	Als Erste-Hilfe-Griff hat sich die beidseitige **Tonisierung** der Hypophyse mit dem Daumen-Raupen-Griff bewährt.
Ohrenerkrankungen	
Ohren, HWS, Nebennieren	Bei Tinnitus oder Schwindel: Ohr und HWS, da diese auch von der Halswirbelsäure herrühren können. Bei Entzündung: **Tonisierung** der Nebennieren.

zu berücksichtigende Organe	Erklärung
Prostatabeschwerden	
Prostata, Hoden, Leistenlymphzone, Kreuzbein, Blase	Bei Prostatitis: **sedierend**e Behandlung aller Zonen. Bei Vergrößerung der Prostata: **Tonisierung** im Blasenbereich, **Sedierung** der Prostata.
Schlaganfall	
Kopf, Wirbelsäule	**Sedierung** aller Kopfzonen und der Wirbelsäule.
Schleimbeutelentzündung	
entsprechende Gelenkzone, Nebennieren	**Tonisierung** der Nebennieren, **Sedierung** der jeweiligen Reflexzone der Gelenke.
Schulterbeschwerden	
Schulter, HWS, BWS	**Sedierung** bei entzündlichen Prozessen im Schulter-Arm-Bereich an Fußsohle und -rücken. Bei degenerativen Prozessen: **Tonisierung** des Schulter-Arm-Bereiches, Mobilisierung von BWS und HWS.
Schwindel	
Auge, Ohr, HWS, BWS, Nebennieren	Bei Entzündungen: **Tonisierung** der Nebennieren. Ansonsten **Sedierung** von Auge, Ohr, HWS und BWS.
Sinusitis	
Nase, Nasennebenhöhlen, Nebennieren	Bei Entzündungen: **Tonisierung** der Nebennieren. Bei akuter Sinusitis: **Sedierung** von Nase und Nasennebenhöhlen. Bei chronischer Sinusitis: **Tonisierung** von Nase und Nasennebenhöhlen.
Unfruchtbarkeit von Mann oder Frau	
Hoden und ihre Bezugszone, Prostata, Gebärmutter, Eierstöcke, Eileiter, Hypophyse	Bei beiden Partnern: **Tonisierung** der Hypophyse. Bei verklebten Eileitern: **Tonisierung** der Eileiter und Eierstöcke. Bei akuten Entzündungen: **Sedierung** der betroffenen Organe. Ansonsten eher **tonisieren** aller beteiligten Strukturen. Bei psychischen Ursachen: zusätzlich **sedierend**en Druck auf den Solar plexus ausüben.

zu berücksichtigende Organe	Erklärung
Venenentzündungen	
Leber, Nebennieren, Bauchlymphe	**Tonisierung** von Nebennieren und Leber. **Tonisierung** der Bauchlymphzone zur Entstauung.
Wirbelsäulenbeschwerden: *verschiedene Bereiche je nach betroffener Region, Schleudertrauma, Ischialgie*	
Wirbelsäule, Becken	Bei Schleudertrauma: sanftes **Tonisieren** der Halswirbelsäule durch Kreisen der Großzehen. Bei Ischialgien: Dauerdruck zur **Sedierung** als Erste Hilfe auf den Ischiaspunkt. Bei Blockaden der Wirbelsäule: **Tonisierung** der entsprechenden Region.

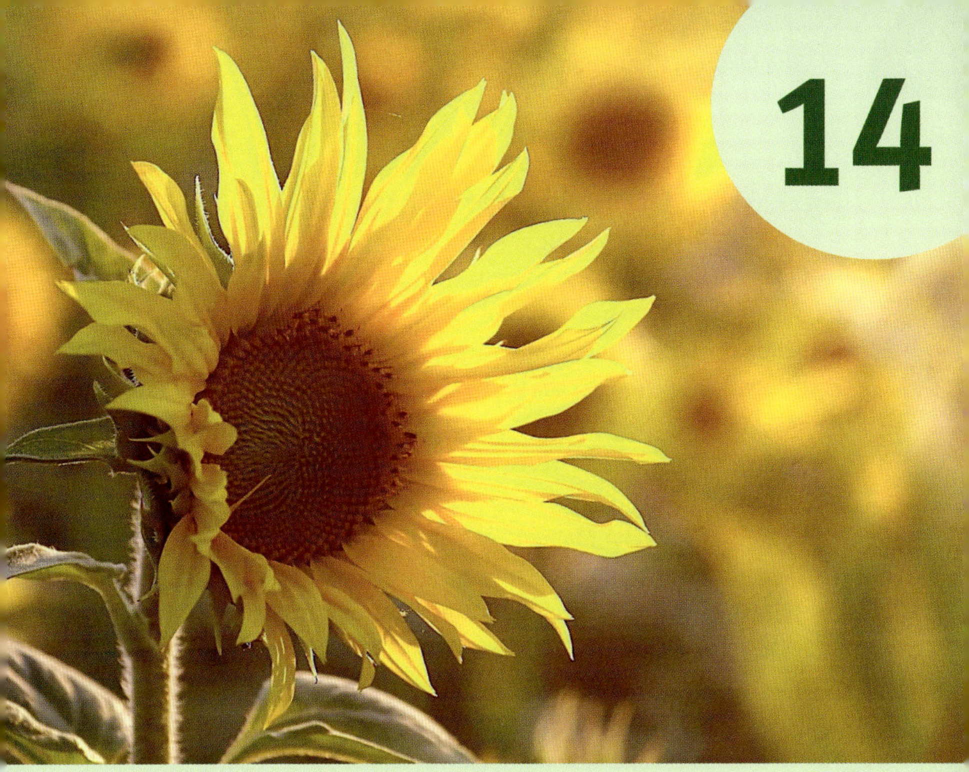

14

Kombinationstherapien

Farbpunktur nach Peter Mandel 192
Chiu Chan Fußmeridianmassage 196
Fußakupunktur 198
Licht und Farbe 202
Öle 202

Farbpunktur nach Peter Mandel

Legt man die Erkenntnisse von Head, Mackenzie, Putkamer und vielen anderen zugrunde, so kann man die Haut mit einer Antenne vergleichen, die Informationen von außen aufnimmt, verstärkt und nach innen weitergibt. Schon das Gesundheitswesen der Urvölker basierte auf der heilenden Wirkung der Farben des Sonnenlichtes über die Haut aufs Innere des Menschen. Auch die moderne Medizin kommt auf die Farbtherapie bei verschiedenen Indikationen zurück - man denke nur an die Rotlichtbestrahlung. Beim Studium der Farbliteratur fand Peter Mandel bei Frau Prof. Eberhard zusätzlich zu den farbtherapeutischen Indikationen noch Hinweise auf die vier Temperamente der Farben. Es handelt sich um die Farben Rot, Gelb, Grün und Blau. Schon 131 v. Chr. formulierte Claudius Galenus seine Lehre von den Temperamenten. Er unterschied vier Wesensformen des Menschen, die er als melancholisch, cholerisch, sanguinisch und phlegmatisch bezeichnete. Mandel stellte die vier Farbtemperamente den vier Temperamenten des Menschen gegenüber und fand erstaunliche Übereinstimmungen.

Der melancholische Mensch ist schwerblütig, ernst, zurückhaltend, energielos und neigt zu Gemütserkrankungen. Er ist hilfsbereit, sanftmütig, aber auch empfindlich. Menschen, die dauernd düsterer Stimmung sind, sind meist Melancholiker. Die prismatisch dunkelste Farbe ist das Blau. Die Wirkung dieser Farbe auf den Menschen ist adäquat zum Temperament des Melancholikers und zur Winterstimmung.

Dem gegenüber steht das cholerische Temperament. Der schnell aufwallende, blutüberfüllte, leicht erregbare, selbstbewusste Choleriker ist wie die Farbe Rot immer in Bewegung. Er hat nie Ruhe, ist begeisterungsfähig und sein Kampfesmut ist ebenso sprichwörtlich wie seine Wut und die ihm anhaftende Streitsucht. Der Choleriker ist heißblütig, so wie die Farbe Rot eine heiße Farbe ist. Sie passt zur Frühlingsstimmung.

Das Temperament des Sanguinikers entspricht dem Charakter der Farbe Gelb. So wie das sanguinische Temperament das Lichte, Heitere, Positive, den Optimismus und die im Zenit stehende Sonne symbolisiert, so ist das Gelb im Farbenkreis des Prismas der Sommer der vier Jahreszeiten.

Als viertes Temperament ist der bequeme, wenig erregbare und gleichmütige Phlegmatiker zu nennen. Dessen materialistische Veranlagung ihn als erdgebundenen, kühlen Verstandesmenschen kennzeichnet. Hochgeistige Dinge interessieren ihn nicht oder nur so lange, wie sie ihm Gewinn versprechen. Das dunkle Grün ist die Farbe des Phlegmatikers. Diese Farbe symbolisiert das Abnehmen des Lichtes und der Wärme, den Herbst und die Abendstunden.

Obwohl man in der Regel selten reine Temperamente findet, hat Mandel in seiner Farbpunkturlehre dem Charakter der Farben Rechnung getragen und sie spezifischen Körperzonen zugeordnet. Über diese Zonen kann man auf die jeweilige Gesamtverfassung Einfluss nehmen. Die erstaunliche Möglichkeit, über das Bestrahlen mit Farben psychologische Gesetzmäßigkeiten zu beeinflussen, überzeugte Mandel davon, dass die Schwingungen der Farben mit der Ordnung und Unordnung im menschlichen Sein zu tun haben.

Aus der TCM wusste Mandel, dass sich die Behandlungen von Erkrankungen oder Schmerzzuständen über sogenannte Zustimmungspunkte bewährt haben. Diese liegen alle auf dem Blasenmeridian paravertebral der Wirbelsäule, beginnend mit dem dritten Zwischenrippenraum (Bl 13) und im Bereich des Kreuzbeins (Bl 28) endend. In der TCM werden diese Punkte mit einem Organ oder einer Funktionsgruppe in Verbindung gebracht.

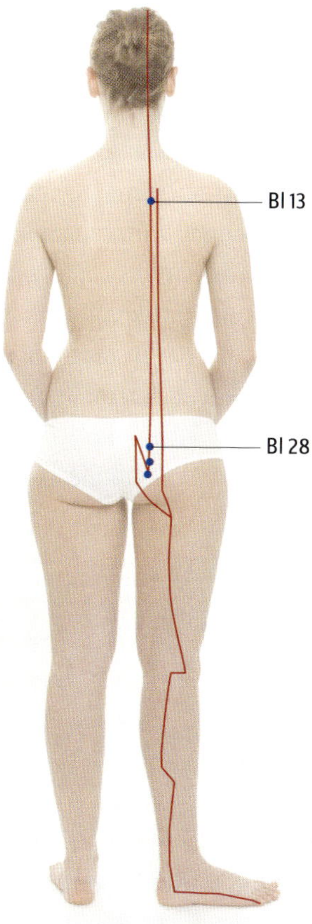

Abb. 26: Blasenmeridian

Zur Erklärung ihrer Wirksamkeit dienen ihre segmentale Zuordnung sowie das Wissen aus alten Überlieferungen um die Zuordnung von Organen und Organsystemen zu bestimmten Farben. So werden die Meridiane und Organsysteme zugeordnet:

Zuordnung der Farben zu den Meridianen und Organen

Meridiane und Organsysteme	Farbe	Komplementär-farbe
Herz, Kreislauf/Sexus, Dickdarm, Milz-Pankreas	Blau	Orange
Dünndarm, Blase, Niere, Lunge	Rot	Grün
Drei-Erwärmer, Gallenblase, Leber, Magen	Gelb	Violett

Mandel stellte fest, dass sich auch für die Farbpunktur die Reflexzonen am Fuß gut nutzen lassen. Auch hierbei wendete er das Wissen um die Zuordnung der Organsysteme zu bestimmten Farben an. Einige Beispiele:

Gallenblasenpunkt

Die Farbpunktur der Gallenzone an der rechten Fußsohle oder auf dem rechten Fußrücken kann man bei Dyskinesien der Galle und Verkrampfungen des rechten Oberbauchs einsetzen. Sie ist auch zur Unterstützung bei rechtsseitigen Kopfschmerzen geeignet. Behandelt wird mit der Farbe Gelb. Bei unruhigen, verkrampften Patienten, bei denen das Gallesystem durch eine hormonell-neurovegetative Allgemeinsymptomatik mitbeteiligt ist, sollte man die Wirkung von Violett ausprobieren. In der Regel entspannt sich schon nach geraumer Zeit der Oberbauch. Der Patient wird ruhiger und entspannter.

Milzpunkt

Das Milzfeld entspricht der violetten Farbe. Sie ist zur Förderung der Blutmauserung, z. B. bei Anämien, einzusetzen. Bei einer Milzschwellung wird die Zone mit Gelb bestrahlt.

Obere Lymphwege

Zur Anregung der oberen Lymphwege werden die Zehenzwischenräume mit Gelb bestrahlt. Zur Verbesserung der Fließfähigkeit der Lymphe ist eine violette Bestrahlung indiziert.

Lymphzonen des Fußes

Die am Fußrücken auf dem Lebermeridian (→ S. 201) liegenden lymphaktiven Zonen entsprechen der gelben Farbe. Sie wirken auf die Kopf- und Brustlymphe und regen den Lymphfluss an. Der Patient verspürt sehr rasch eine Entspannung im Kopf- und besonders im Nackenbereich.

Farbpunktur über dem Punkt MP 2

Den Akupunkturpunkt MP 2, den Mandel als den Koordinierungspunkt angibt, und der bei lernschwachen und lernfaulen Kindern indiziert ist, sollte man laut Mandel entweder mit Rot, bei lernfaulen, oder mit Gelb, bei lernschwachen Kindern, beidseits bestrahlen. Meist fällt schon nach wenigen Sitzungen eine allgemeine Veränderung der Kinder auf. Sie werden umgänglicher und stehen dem Schulstress gelassener entgegen, so dass sich ihre Schulleistungen bessern können. Die Bestrahlungen können die Kinder selbst mit einer kleinen, lichtstarken Taschenlampe, die mit einer gelben bzw. roten Folie bespannt wird, durchführen.

Farbpunktur über dem Punkt MP 4

Der Akupunkturpunkt MP 4 ist der Kardinalpunkt des Wundergefäßes Tchrong Mo. Er hat die Kälte- und Hitzeregulation als Indikation, sowie Schlaflosigkeit und Müdigkeit, Appetitlosigkeit, Darmgeräusche und Magenschmerzen, um nur einige zu nennen. Je nach vorherrschender Symptomatik kommen die Farben bzw. Komplementärfarben Rot/Grün oder Gelb/Violett zum Tragen.

Farbpunktur der Appendix-Zone

Besonders bei Kindern bewährt sich die Bestrahlung der Appendix-Zone mit der Farbe Grün zur Beruhigung bei Reizungen des Appendix und unklaren, rechtsseitigen Bauchschmerzen.

Farbpunktur der Genital-Zone

Die Genitalzonen entsprechen dem komplementären Farbpaar Rot/Grün. Beim Yin-Zustand, der von Leere geprägt ist, aktiviert man durch Bestrahlung mit Rot. Beim Yang-Zustand, für den Fülle charakteristisch ist, wird zum Ausgleich mit Grün bestrahlt.

Farbpunktur der Hypophyse

Diese Zone ist in vielerlei Hinsicht besonders wichtig. Sie entspricht zunächst den gelben und violetten Farbnuancen. Die Praxis zeigt jedoch, dass sich die Hypophyse auch mit oranger Bestrahlung gut anregen lässt.

Chiu Chan Fußmeridianmassage

Der chinesische Arzt Professor Chiu Chan hat in den 1960er Jahren aus der Kenntnis der Meridiane sowie der klassisch-asiatischen Reflexzonenmassage eine Behandlungsmethode entwickelt, die systematisch und sanft unbewusste Blockaden behandelt, die im Laufe eines Lebens zu Meridianstörungen, also Störungen im Energiefluss, führen können. Aus Sicht der chinesischen Medizin sind Störungen im Energiefluss die grundlegende Ursache für körperliche und seelische Krankheiten. Das Besondere an der Systematik ist ein dreiteiliger Sondermeridian. Da diese Behandlungsmethode nur mündlich überliefert wurde, variiert die Anzahl der in der Literatur angegebenen Akupunkturpunkte zwischen 28 und 30.

Die Chiu Chan Fußmeridianmassage formt ein einziges neues, autarkes System und vereint damit drei verschiedene Ansätze miteinander:

- die westliche Organlehre und Reflexzonenarbeit,
- die chinesische Meridianlehre und
- die Lehre der Inder und Tibeter über die Chakren.

In all diesen Lehren geht es um die Wiederherstellung der inneren Ordnung mit dem Ziel, die Selbstheilungskräfte des Menschen zu aktivieren. Diese Methode setzt die entsprechenden Impulse, die individuell verarbeitet werden. In insgesamt neun Behandlungen im Abstand von jeweils drei bis fünf Wochen werden die drei Meridianabschnitte am Fuß durch sanfte Druck- und Streichtechniken behandelt. Jeder Meridianabschnitt steht sowohl für einen bestimmten Organabschnitt und Chakrenbereich, als auch für einen bestimmten Lebensabschnitt bis weit in vorgeburtliche Entwicklungsstadien hinein. Die Chiu Chan Fußmeridianmassage ist nicht nur sehr angenehm und entspannend, sondern auch äußerst tiefgreifend in ihrer harmonisierenden Wirkung auf Körper, Seele und Geist.

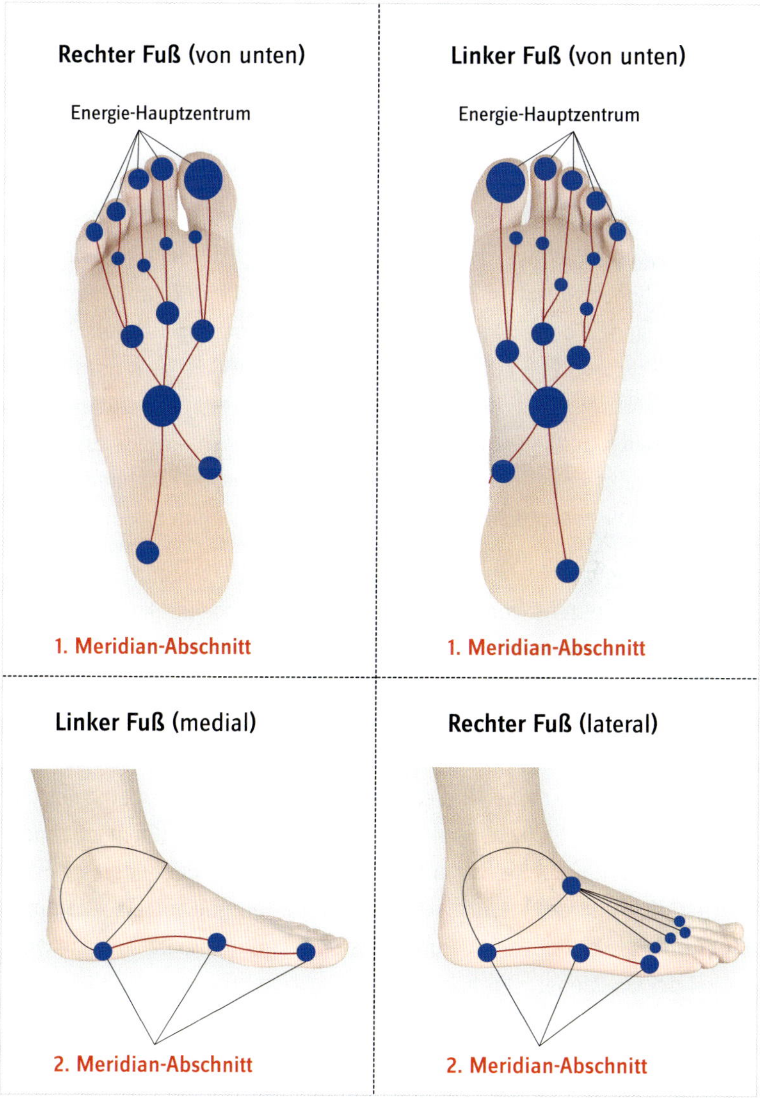

Abb. 27: Chiu Chan Fußmeridianmassage

Besonders bewährt hat sich diese Methode bei der Behandlung von Therapieblockaden, Schockerlebnissen, Schlafstörungen und Ängsten, sowie bei der Behandlung von Entwicklungsverzögerungen bei Kindern.

Fußakupunktur

Akupunktur ist eine der ältesten Heilmethoden der Welt. Der älteste Fund von Gold- und Silbernadeln zur Akupunkturbehandlung stammt aus dem Grab eines vor 4.000 Jahren verstorbenen Mitgliedes der kaiserlichen Familie. Das älteste Lehrbuch der Akupunktur stammt von Huangfu Mi. Es beschreibt die genaue Technik der Akupunktur und benennt über 600 Akupunkturpunkte.

Neueste Erkenntnisse über die 5.200 Jahre alte mumifizierte Leiche des »Ötzi« aus dem Hauslabjoch weisen auf ein Bestehen der Akupunkturbehandlung auf einem hohen Niveau in Europa zu einem sehr frühen Zeitpunkt hin. Die Tätowierungen, die die Mumie am Rücken, an Ober- und Unterschenkel, sowie an Knie und Fuß aufweist, stimmen zu fast 100 Prozent mit bekannten Akupunkturpunkten überein. Röntgenbefunde bestätigten zudem, dass der »Ötzi« an Krankheiten litt, die mit den Indikationen dieser Akupunkturpunkte übereinstimmen und auch heute noch bei diesen Krankheitsbildern akupunktiert werden: Ni 7 zeigt seine lokale Wirkung beim Einsatz von Arthrose, MP 6 bei abdominellen Erkrankungen.

Während der Fußreflexzonentherapie werden gleichzeitig die Akupunkturpunkte mit einbezogen und stimuliert. Eine Nadelung dieser Fußpunkte wirkt punktueller und der Reiz wird länger und intensiver auf einer bestimmten Stelle ausgeübt. Die Nadelung von einzelnen Fuß-Akupunkturpunkten hat eine schnelle harmonisierende Wirkung auf den Gesamtorganismus. Fülle wird gedämpft, Schwäche wird angeregt und Blockaden werden gelöst, so dass der Fluss des Qi (Lebensenergie) über die Meridiane (Energiebahnen) positiv gefördert wird. Sechs der Meridiane beginnen oder enden am Fuß:

- Der Milz-Pankreas-Meridian (Fuß-Taiyin) beginnt mit seinem Akupunkturpunkt MP 1 (Yinbai, »Verborgenes Wasser«) im medialen Nagelwinkel der Großzehe.
- Der Magenmeridian endet mit seinem Akupunkturpunkt Ma 45 (Lidui, »Starke Öffnung«) im lateralen Nagelwinkel der zweiten Zehe.

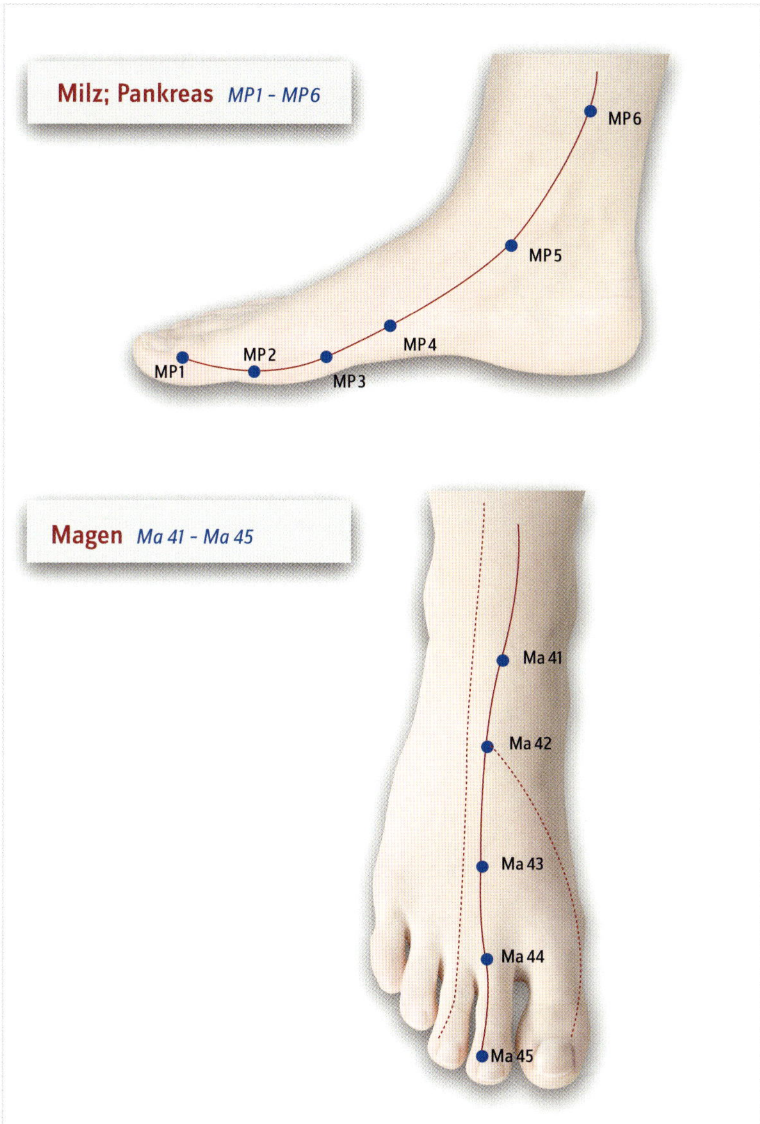

Abb. 28: Milz-Pankreas-Meridian (oben) und Magenmeridian (unten) mit jeweils Akupunkturpunkten

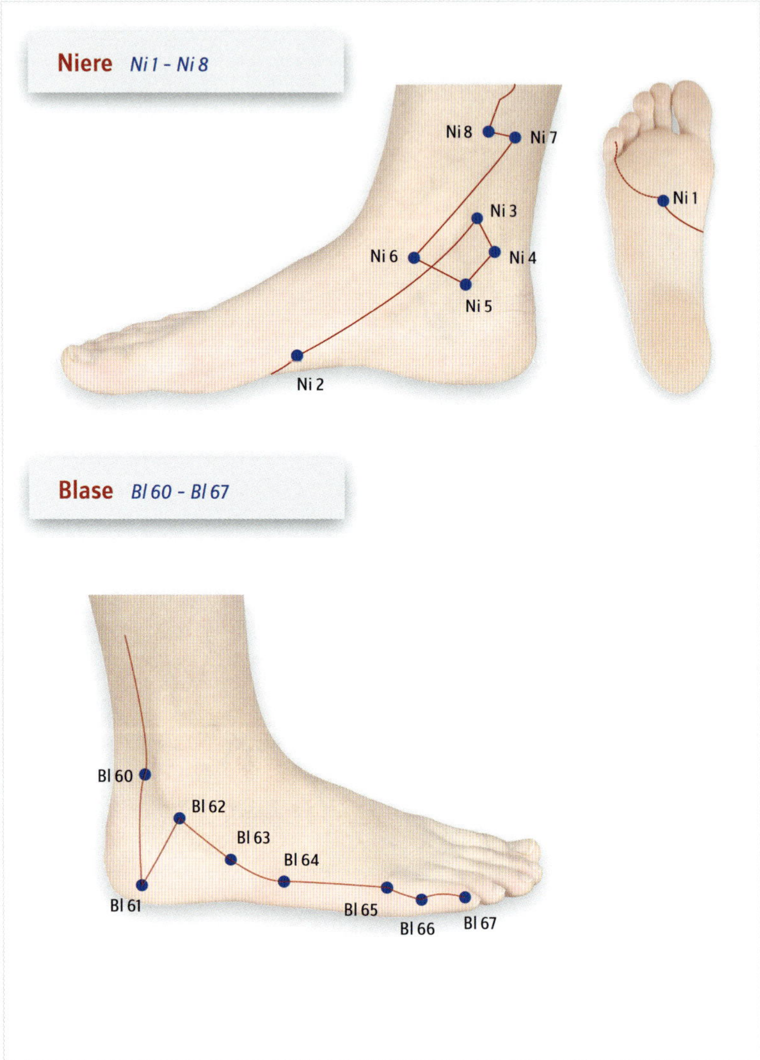

Abb. 29: Nierenmeridian (oben) und Blasenmeridian (unten) mit jeweils Akupunkturpunkten

- Der Nierenmeridian (Fuß-Shaoyin) beginnt mit seinem Akupunkturpunkt Ni 1 (Yongquan, »Sprudelnde Quelle«) auf der Mitte der Fußsohle oben, dicht unter den Zehenballen zwischen erster und zweiter Zehe.
- Der Blasenmeridian (Fuß-Taiyang) endet mit seinem Akupunkturpunkt Bl 67 (Zhiyin, »Erreichen des Yin«) im lateralen Nagelwinkel der fünften Zehe.

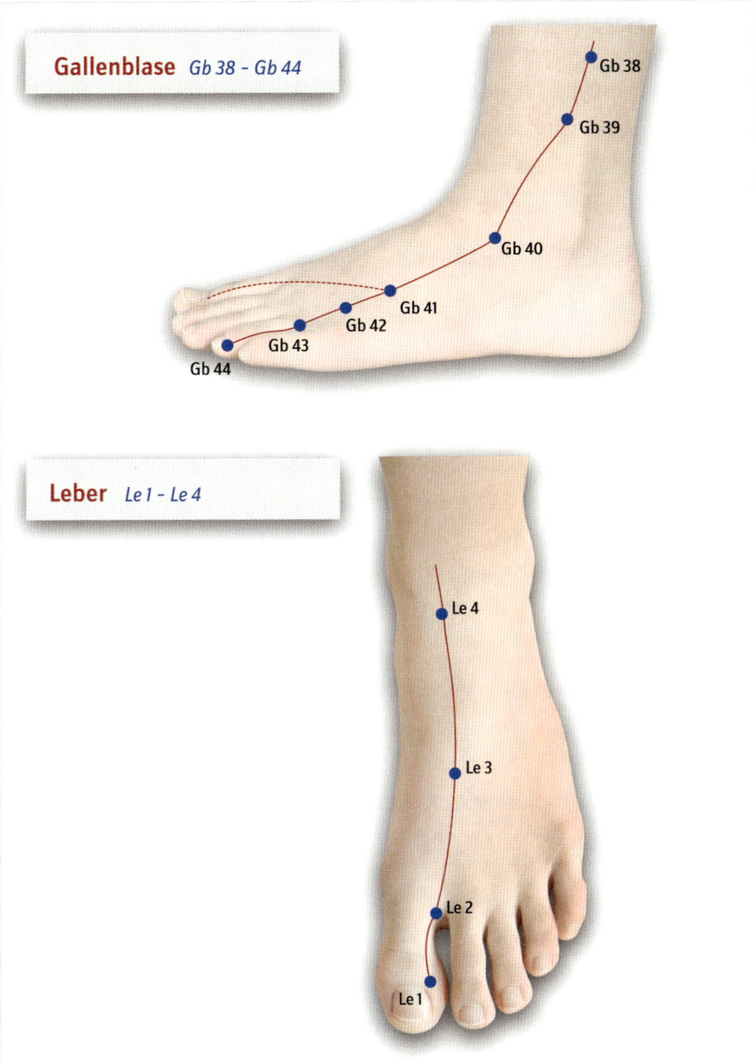

Abb. 30: Gallenblasenmeridian (oben) und Lebermeridian (unten) mit jeweils Akupunkturpunkten

- Der Lebermeridian (Fuß-Jueyin) beginnt mit seinem Akupunkturpunkt Le 1 (Dadun, »Große Aufrichtigkeit«) im lateralen Nagelwinkel der Großzehe.
- Der Gallenblasenmeridian (Fuß-Shaoyang) endet mit seinem Akupunkturpunkt Gb 44 (Zuqiaoyin, »Yin-Öffnung des Fußes«) im lateralen Nagelwinkel der vierten Zehe.

Licht und Farbe

Farben sind von alters her eines der stärksten Ausdrucksmittel des Menschen. Licht und Farben werden schon seit Urzeiten zur Behandlung von Krankheiten eingesetzt. Dabei lassen sich den Farben unterschiedliche psychische und physische Wirkungen zuordnen (→ Tabelle S. 204):

Eine Farbe unterstützt besonders die Organe, die ihr zugeordnet sind und wird daher bevorzugt zu deren Behandlung eingesetzt.

Den Mischfarben kann kein reines Element zugeordnet werden, sie stellen gewissermaßen Mischelemente dar. So entspricht dem Orange, als einer Mischung aus Rot und Gelb, ein leichteres Feuer, das sich aus der Mischung von Feuer und Luft ergibt. Eine Komplementärfarbe kann zum Ausgleich eingesetzt werden. Bei der Kombination von Fußreflexzonentherapie und Farbtherapie werden die entsprechenden Organzonen am Fuß mit den passenden Farben bestrahlt. Dies geschieht am besten mit einer punktförmigen Lichtquelle, wie z. B. dem Therapieleuchtstift nach Peter Mandel. Akute Erkrankungen lassen sich durch die Farbeinwirkung sofort behandeln, chronische Erkrankungen bedürfen längerer, intensiver Bestrahlung. Bei chronisch kranken Patienten lässt sich durch die Lichtbehandlung die Reaktionsfähigkeit der Organzone am Fuß oft sanft verbessern, wodurch die Fußreflexzonentherapie wieder besser greifen und die betreffenden Organe positiv beeinflusst werden können.

Öle

Es hat sich bewährt, die Füße und Unterschenkel zur Nachbehandlung mit Öl zu massieren. Hierfür wird eine schier unübersehbare Vielfalt an Massageölen angeboten. In der Praxis der Autorin haben sich ätherische Öle bewährt, die aus Pflanzen gewonnen werden. Für die Wirksamkeit ätherischer Öle sind die Qualität und Reinheit entscheidend. Diese hängen wesentlich von den Anbaubedingungen der entsprechenden Stammpflanze sowie von der Aufbewahrung der fertigen Öle ab. Die Bezeichnung »nach DAB« reicht nicht aus. Diese Angabe schließt nämlich nicht aus, dass synthetische oder naturidentische Öle untergemischt werden. Wünschenswert ist die Angabe »100 % reines ätherisches Öl«. Auch sollten die Chargennummer und die lateinische und deutsche botanische Bezeichnung der Herkunftspflanze genannt werden.

Je nach Herkunftsland und Standort variiert die Zusammensetzung des Öls. So ist z. B. Thymianöl nicht gleich Thymianöl. Außerdem empfiehlt es sich, bei Angaben über den Anbau auf folgende Zusätze zu achten: kontrolliert-biologischer Anbau oder Wildanbau, die besonders für Allergiker geeignet sind. Ätherische Öle sollten ausschließlich in dunklen, fest verschließbaren Glasflaschen aufbewahrt werden.

Die Heilwirkung eines ätherischen Öls auf den Menschen steht in direktem Zusammenhang mit der Funktion des Öls für die Pflanze. Beispielsweise unterstützt Lavendelöl den Lavendel in der Abwehr von Schädlingen und bei der Ausscheidung von Giftstoffen. Entsprechend wirkt er beim Menschen antimikrobiell und entgiftend.

Ätherische Öle enthalten die Lebenskraft der Pflanzen in konzentrierter Form. Schon das Wort »ätherisch« - abgeleitet vom griechischen »aither« wie Himmelsluft - deutet darauf hin, dass es sich hier um etwas Flüchtiges handelt. Gleichzeitig sind ätherische Öle jedoch etwas sehr Wesentliches, da sie für den Duft einer Pflanze entscheidend sind. Deshalb gelten sie als duftende Seele der Pflanzen. Ähnlich dem Prinzip des Mikro- und Makrokosmos bilden diese Duftsubstanzen eine vollständige organische Einheit, die alle charakteristischen Merkmale der Pflanze enthält. Sie spiegeln quasi die Persönlichkeit oder den Geist der Pflanze wider.

Zur Herstellung eines Massageöls werden rund 50 ml Trägeröl, z. B. Weizenkeim-, Mandel- oder Jojobaöl, mit sieben bis zehn Tropfen des ausgewählten ätherischen Öls versetzt. Die ätherischen Öle können aufgrund ihrer spezifischen Eigenschaften den vier Elementen zugeordnet werden.

Erde

Pflanzen mit dem Element Erde geben sozusagen festen Boden unter den Füßen. Außerdem holen sie Menschen des Luftzeichens zurück auf den Boden der Tatsachen.

Passende Aromapflanzen sind Angelika, Iriswurzel, Lavendel, Muskatnuss, Myrrhe, Patschuli, Sandelholz, Tolubalsam und Zypresse.

Farben und ihre Wirkungen

	Element	Prinzip	Temperament	Jahreszeit	Wirkung	Organ
Rot	Feuer	Kraft	cholerisch	Frühling	wärmend, aktivierend, anregend	Herz, Kreislauf, Lunge, Niere, Blase
Blau	Wasser	Anpassung	melancholisch	Winter	kühlend, beruhigend, Schmerz lindernd, Schlaf fördernd, entspannend	Herz; Hormonsystem: regulierend; Hypophyse: anregend; autonomes Nervensystem
Grün	Erde	Anpassung	phlegmatisch	Herbst	neutral: warm und kalt; befeuchtend, erleichtert die Atmung	Niere; Herz: beruhigend: Muskeln des Brustraums: Entspannung, v. a. bei der Atmung
Gelb	Luft	Austausch	sanguinisch	Sommer	lernfördernd, die linke Gehirnhälfte anregend, klärend, macht Chronisches akut, stärkt Selbstbewußtsein	Verdauungstrakt, v. a. Leber-Galle-System, Pankreas; Lymphe, Milz: aktivierend; Nerven, Gehirn
Orange					aufmunternd, appetitanregend, die Genussfreude stärkend, Schmerz lindernd, Haut vitalisierend	Sexualorgane, Immunsystem, Milz, Lunge, Pankreas, Magen, Dickdarm
Violett					geistig anregend, spiritueller Bezug; klärend. v. a. emotional/psychisch; kühlend	Milz, Lymphe: beruhigend; Gehirn, Nervensystem; Stoffwechsel: regulierend; Seele
Türkis					seelisch anregend, erfrischend, öffnend, lösend; macht mitteilsam, sensibel und kreativ; verbessert den Zugang zum Unterbewusstsein	Thymus, Lunge, Schilddrüse; Nebenschilddrüse: aktivierend; Immunsystem

Meridian	Indikation	Gegenanzeigen
Dünndarm, Blase, Niere, Lunge	Anämie, Akne, Mangelerscheinungen, Herz-Kreislaufschwäche, Hypotonie, chronische Krankheiten	Entzündungen, akute Schmerzen
Herz, Kreislauf/Sexus, Dickdarm, Milz-Pankreas	Hypertonie, Schilddrüsenüberfunktion, »Blutfülle«, Stauungszustände, akute Entzündungen, akute Schmerzen, klimakterische Beschweren, Schlafstörungen, Unruhe	Verhärtungen, chronische Entzündungenn, chronische Schmerzen, Depression
Dünndarm, Blase, Niere, Lunge	Katarrhe, Keuchhusten, Asthma, Blutergüsse, Ausleitung, gutartige Gewebsvermehrung	
Drei-Erwärmer, Gallenblase, Leber, Magen	Entgiftung über die Lymphe, Verdauungsstörungen, Konzentrations- und Lernschwäche	abends nicht bei Einschlafstörungen, Diarrhö beim geschwächten Patienten
Herz, Kreislauf/Sexus, Dickdarm, Milz-Pankreas	Herzmuskelschwäche, Anämie, Untergewicht, Sklerosen, Schmerzen, Depression	Adipositas, Herzinfarkt, Angina pectoris, abends nicht bei Schlafstörungen
Drei-Erwärmer, Gallenblase, Leber, Magen	neutralisierend bei Angst- und Schockzuständen, Hitzebläschen, Sonnenbrand, Burnout-Syndrom, nachlassender Intellekt im Alter	Menschen mit mangelnder Erdung
	Infekte, Nervenschmerzen, Migräne	Vorsicht bei Autoimmunerkrankungen, v. a. Morbus Basedow

Wasser

Pflanzen mit dem Element Wasser helfen, Gefühle zuzulassen und zu genießen. Außerdem gleichen sie bei Bedarf zu viel Feuer aus, welches zu Überaktivität und Aggression führen kann.

Passende Aromapflanzen sind Anis, Geranie, Iris, Jasmin, Kamille, Majoran, Mimose, Narzisse, Orange, Rose, Vanille, Veilchenblätter, Ylang-Ylang und Zistrose.

Feuer

Pflanzen mit dem Element Feuer fördern die Aktivität, die Lebenskraft und die Vitalität. Außerdem wirken sie ausgleichend bei zu viel Wasser, was sich in übermäßig gefühlsbetonter Stimmung ausdrücken kann.

Passende Aromapflanzen sind Basilikum, Blutorange, Estragon, Eukalyptus, Grapefruit, Ingwer, Kampfer, Kardamom, Koriander, Nelke, Neroli, Pfeffer, Rosmarin, Thymian sowie Zimt.

Luft

Pflanzen mit dem Element Luft unterstützen das kreative Denken und die Inspiration. Sie führen zu spielerischer Beweglichkeit und spontanen Ideen. Außerdem wirken sie ausgleichend bei einem Zuviel an Erde, das zu einer Schwerfälligkeit im Denken und Handeln führen kann.

Einige passende Aromapflanzen sind Bergamotte, Cajeput, Fichte, Latschenkiefer, Lemongras, Limette, Lorbeer, Melisse, Minze, Niaouli, Salbei, Tanne, Teebaum und Wacholder.

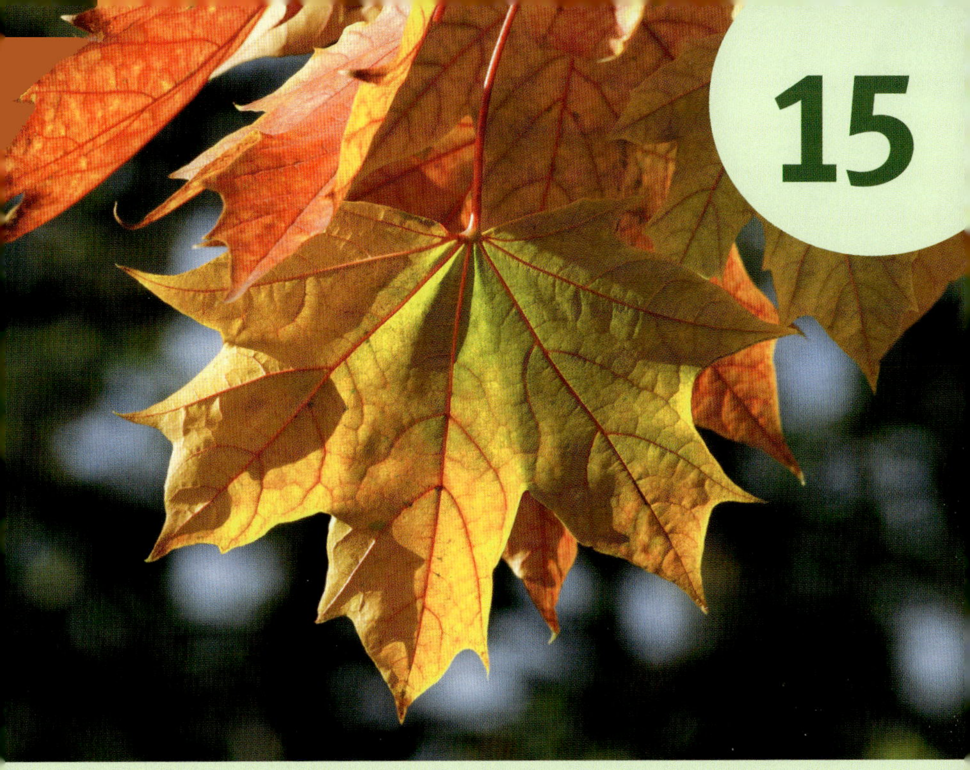

15

Fallbeispiele

Zwei Monate altes Mädchen mit Stuhlverhalt 208
Zehnjährige mit Konzentrationsschwierigkeiten 208
Tinnitus und Schlafstörungen 209
Infektanfälligkeit und Migräne 210
Rezidivierende Blasenentzündungen 211
Hodenhochstand bei einem Einjährigen 212
Vergesslichkeit bei einem 71-Jährigen 212
Multiple Sklerose 213
Neurodermitis und Asthma bei einer 21-Jährigen 213
Klumpfüße bei einer 26-Jährigen 214

Die folgenden Fallbeispiele zeigen, wie vielfältig die Fußreflexzonentherapie eingesetzt werden kann und wie die Therapie in der Praxis aussehen kann. Da man gerade aus Misserfolgen oft viel lernen kann, wurden bewusst auch weniger erfolgreiche Fälle aufgenommen. Sie können dem aufgeschlossenen Therapeuten helfen, sein Konzept immer wieder neu zu überdenken und zu optimieren.

So wie jeder Fuß verschieden ist, variieren Veranlagungen, Krankheiten und Therapien bei den einzelnen Patienten. Entsprechend lassen sich erfolgreiche Behandlungen selten ohne Weiteres auf scheinbar ähnliche Fälle übertragen. Jeder Patient sollte vielmehr in seiner Gesamtheit erfasst werden. Dazu gehört in der Fußreflexzonentherapie die vollständige Behandlung beider Füße – wenngleich sich die Behandlung selbst vor allem auf die dominanten Areale konzentrieren wird.

Zwei Monate altes Mädchen mit Stuhlverhalt

Ein zwei Monate alter, voll gestillter Säugling konnte seit Geburt den Stuhl nicht selbständig abführen. Der Sichtbefund ergab eine aufgequollene Darmzone. Der Tastbefund zeigte erhöhte Empfindlichkeit im Darm- und Analbereich. Während der ersten Behandlung gingen Blähungen ab. Zum Ende der Behandlung war die Windel voll. Nach weiteren vier Behandlungen im Abstand von je einer Woche hatte sich die Darmtätigkeit normalisiert und der Analspasmus entkrampft. Die Mutter hatte in dieser Zeit zusätzlich bei jedem Wickeln mit dem kleinen Finger und Vaseline die Analregion des Kindes massiert.

Zehnjährige mit Konzentrationsschwierigkeiten

Ein zehnjähriges Mädchen hatte in der Schule große Konzentrationsschwierigkeiten. Die Angst, die erforderlichen Leistungen nicht erbringen zu können, verstärkten die Beschwerden. Der Sichtbefund ergab Belastungen im Wirbelsäulenbereich. Beim Tastbefund kamen noch Empfindlichkeiten im

Bereich der Hypophyse und im oberen Lymphbereich hinzu. Nach einem Behandlungsintervall von einmal wöchentlich über vier Wochen war das Mädchen schon deutlich entspannter und die Angst war erheblich reduziert. Danach konnte das Behandlungsintervall auf alle 14 Tage verlängert werden. Nur zu Prüfungszeiten wurden die Behandlungsintervalle auf Wunsch der jungen Patientin wieder verkürzt. Unterstützt wurde die Therapie durch edukinestetische Übungen, die die Patientin selbst durchführte. Ihre schulischen Leistungen verbesserten sich stetig.

Tinnitus und Schlafstörungen

Eine 50-jährige vollschlanke, entspannt wirkende Frau kam wegen Tinnitus und Schlafstörungen in die Sprechstunde. Sonst fehle ihr nichts. Die Berufsanamnese ergab, dass sie als Chefsekretärin Stress in der Arbeit hatte. Seit fünf Jahren ging es in der Firma bergab und nun stand das Unternehmen vor dem möglichen Konkurs. Der Sichtbefund am Fuß ergab klare Anspannungszeichen in Form von sehr deutlich sichtbaren Zehensehnen auf dem Fußrücken. Selbst ein entspanntes Ablegen der Füße war ihr fast nicht möglich. Die Patientin versuchte immer zu helfen, indem sie die Füße anhob und dem Therapeuten zur Behandlung entgegenstreckte. Der Fuß wirkte insgesamt gestaut und fest. Beim Tastbefund fielen der schmerzende, bewegungsstarre Schultergürtel, die blockierte HWS-Zone, das druckempfindliche Brustbein, die schmerzhafte rechte Schulter, die empfindliche Gallenblasenzone sowie die feste Nieren- und Lungenzone auf. Auf Nachfrage bestätigte die Patientin, dass sie vor zehn Jahren eine Gallenblasenoperation hatte, einen Brustbeinbruch bei einem Autounfall erlitten hatte und sich die rechte Schulter beim Skifahren verletzt hatte. Außerdem gab sie nun an, dass sie bis zu ihrer Scheidung vor 20 Jahren viel geraucht hatte. Das Ziel der ersten Behandlung war, die Füße - und damit die Patientin - zu entspannen. Nach 45 Minuten waren die Füße insgesamt deutlich weicher, der Tinnitus aber verstärkt! Die Patientin sollte am nächsten Tag in der Praxis anrufen und über ihr Befinden berichten. Ihr Tinnitus sei wieder besser, aber immer noch deutlich hörbar. Dabei fühlte sie sich jedoch zum ersten Mal seit langem wohl in ihrer Haut. Geschlafen habe sie wie ein Murmeltier. Das anfängliche, berufsbedingte Behandlungsintervall von 14 Tagen wurde nach einem Vierteljahr auf einmal monatlich verlängert. Die Lungenzone wurde in dieser Zeit deutlich weicher, das Atmen fiel ihr leichter. Ihre beklemmte Atmung war ihr zuvor gar nicht aufgefallen. Die Nierenzone wurde druckunempfindlicher und die Füße und der übrige Körper deutlich entstaut. Die Verdauung klappte besser, der dumpfe Oberbauchschmerz verschwand völlig. Nur der Tinnitus blieb! Erst als es gelang, die Hals- und Schulterzone zu lockern, blieb nach einem halben Jahr Therapie trotz begleitender Maßnahmen, wie Ohrakupunktur, Wärme- und Lichtbestrahlung, der Tinnitus für zwei Wochen weg. Danach kam er wieder in unterschiedlichen Intervallen zurück, allerdings nicht mehr so heftig. Mittlerweile muss die Patientin schon sehr genau hinhorchen, um zu merken, ob ihr Tinnitus noch vorhanden ist. Sie wirkt viel entspannter und ist deutlich belastbarer.

Infektanfälligkeit und Migräne

Eine sehr schlanke 48-jährige Frau kam wegen ihrer erhöhten Infektanfälligkeit in die Praxis. Daneben klagte sie über migräneartige Kopfschmerzen rechts hinter dem Auge, die alle vier bis sechs Wochen auftraten. Immer wieder hatte sie plötzlich auftretendes Herzrasen und Rückenschmerzen. Klinisch sei alles abgeklärt und ohne Befund. Der Sichtbefund der Füße zeigte einen insgesamt sehr trockenen Fuß. Bei der Untersuchung des Fußes waren die HWS-Zone und Teile der Brustwirbelsäule schmerzhaft. Der Tastbefund zeigte eine sehr trockene Bronchial- und Lungenzone, eine erschöpfte Herzzone sowie eine druckdolente Nieren- und Magenzone. Auf Nachfragen bestätigte die Patientin, dass sie vor 15 Jahren eine Nierenbeckenentzündung aufgrund einer Wanderniere hatte. Trinken fiele ihr schwer, sie habe nie Durst. Mit dem Magen habe sie kein Problem, sie könne alles essen. Im Bereich der Schilddrüse war die Haut auffällig rau, an den Unterschenkeln schuppig. Aufgrund dieses Befundes sollte die Patientin von ihrem Hausarzt die Schilddrüsenwerte untersuchen lassen. Bei der späteren Untersuchung durch den Hausarzt zeigte sich die Schilddrüse derb, berührungsempfindlich und schluckverschieblich. Auf Nachfrage des Arztes bestätigte die Patientin, dass sie einige Wochen zuvor wieder einmal eine virale Bronchitis gehabt hatte. Seitdem hätte sie wiederholt Schmerzen im Bereich des Halses, die von einer zur anderen Halsseite wechselten und über Unter- und Oberkiefer bis in die Ohren ausstrahlten. Eine Ultraschalluntersuchung und eine Gewebeentnahme beim Endokrinologen brachten Gewissheit: Die Patientin litt unter einer subakuten Thyreoiditis de Quervain, die auch Riesenzellthyreoiditis genannt wird.

Während der nächsten acht Behandlungen im Abstand von 14 Tagen wurden die Bereiche der Halswirbelsäule, des Schultergürtels, der Brustwirbelsäule und der Lungen- und Magenzone stimulierend behandelt. Nieren-, Herz- und Schilddrüsenzone wurden sanft stimuliert. Zunächst besserte sich der Rücken, dann die Herzsymptomatik. Erst als die Patientin regelmäßig mehr trank, besserte sich ihr allgemeiner Gesundheitszustand deutlich. Nur die migräneartigen Kopfschmerzen traten immer noch auf. Nachhaltig auffällig blieb die Magenzone. Erst als ich die Patientin genau nach ihren Essgewohnheiten befragte, wurde mir klar, dass sie eine »Weglassdiät« machte. Darum vertrug sie alles. Weitere Fußreflexzonenmassagen und die Verordnung eines Bittermittels nach Hildegard von Bingen für den Magen ließen auch die Kopfschmerzen verschwinden. Die Funktionsstörung der Schilddrüse – von Hyperthyreose über Euthyreose zur Hypothyreose – normalisierte sich innerhalb von 4 Monaten.

Rezidivierende Blasenentzündungen

Eine 42-jährige Patientin kam wegen rezidivierenden Blasenentzündungen in die Praxis. Der Sichtbefund zeigte zwar eine etwas aufgetriebene Blasenzone, aber die Trockenheit der Nierenzone war viel dominanter. Auch der Tastbefund brachte nur eine druckdolente Nieren- und Harnleiterzone, aber eine schmerzfreie Blasenzone. Die Patientin wurde gebeten, bis zur nächsten Behandlung eine Morgenurinuntersuchung machen zu lassen. Der Befund war unauffällig. Bei der wiederholten Behandlung fielen jetzt eine sehr blockierte Wirbelsäule und eine erschöpfte Herzzone auf, die zuvor normal gewesen waren. Während der tonisierenden Behandlung der Wirbelsäulenzone auf ihren Partner angesprochen, brach die Patientin spontan in Tränen aus, wollte sich aber sofort wieder zusammenreißen. Die Autorin ermunterte sie, sich ruhig auszuweinen und dann, wenn sie mochte, zu erzählen. Sie berichtete, dass sie dahinter gekommen sei, dass ihr Mann fremdginge. Eine stabilisierende Fußreflexzonenmassage in regelmäßigen Abständen über Monate sowie eine Partnertherapie brachten sie und ihren Mann wieder zusammen.

Hodenhochstand bei einem Einjährigen

Eine Mutter brachte ihren knapp einjährigen Buben in die Praxis. Der Kinderarzt hatte bei ihm einen Hodenhochstand in Form eines Pendelhodens festgestellt. Ein medizinischer Eingriff sei aber zum jetzigen Zeitpunkt noch nicht von Nöten, da der Hoden sehr häufig noch selbstständig dauerhaft im Hodensack verbleiben würde. Sollte dies nicht der Fall sein, wären eine Hormontherapie oder eine Operation zu erwägen. Nichts tun zu können und abwarten zu müssen, verunsicherte die junge Mutter jedoch sehr. Nach einer entsprechenden Einführung wurde die Mutter gebeten, bei dem kleinen Jungen täglich die Leistenzone, den Urogenitaltrakt und die Hypophysenzone stimulierend zu behandeln. In Kombination mit einem Homöopathikum zeigte sich der Erfolg bereits nach zwei Monaten: Die Hoden blieben dauerhaft im Hodensack.

Vergesslichkeit bei einem 71-Jährigen

Ein 71-jähriger Zahnarzt kam in die Praxis, weil seine Partnerin das wollte. Er selbst war sehr skeptisch. Er habe vor, an der Uni wieder ein paar Vorlesungen zu halten. Allerdings sei ihm aufgefallen, dass er in letzter Zeit vergesslich geworden sei, was ihn etwas irritierte. Nun wolle er einmal eine solche »Wellnessmassage« - so sah er die Fußreflexzonentherapie - versuchen. Befragt nach ein paar Beispielen des Alltags, kamen eher unauffällige Begebenheiten zu Tage. Für den Mann jedoch waren sie erwähnenswert und daher ernst zu nehmen. Der Sichtbefund zeigte am rechten Fuß eine Verdickung aller Zehennägel. Befragt, ob er einmal einen Unfall oder etwas Ähnliches mit diesem Fuß oder Bein gehabt hätte, verneinte er. Ihm seien die veränderten Nägel so im Verlauf des letzten halben Jahres aufgefallen. Er bestätigte, dass etwa zu der Zeit seine zunehmende Vergesslichkeit begann. Der Tastbefund brachte keine weiteren Hinweise. Er hatte einen warmen, weichen, ausgewogenen, viel jünger aussehender Fuß. Doch beim Versuch, die Zehen des rechten Fußes zu behandeln, konnte er die plötzlichen Schmerzen nicht aushalten. Der Patient wurde gebeten möglichst zeitnah eine bildgebende Untersuchung (MRT, CT) vom Kopf machen zu lassen - nur um ganz sicher zu sein, nichts zu übersehen. Erst danach sollte er fußreflexzonentherapeutisch behandelt werden. Das MRT zeigte drei inoperable Hirntumore in der linken Hirnhälfte. Manchmal ist es nicht schön, Recht zu haben. Die Autorin begleitete den Patienten mit Fußreflexzonentherapie während der nächsten vier Monate. Dann verstarb er.

Multiple Sklerose

Ein 30-jähriger, großer sportlich aussehender Mann kam auf zwei Krücken in die Praxis. Was auf den ersten Blick einen Sportunfall vermuten ließ, hatte, wie die Anamnese ergab, einen ernsten Hintergrund. Der junge Mann litt an Multipler Sklerose. Er fragte, ob ihm die Fußreflexzonentherapie als Zusatztherapie helfen könnte. Die Autorin machte ihm keine allzu großen Hoffnungen, sagte aber auch, dass aus ihrer Erfahrung eine Fußreflexzonentherapie eine sinnvolle Ergänzung zu anderen Therapien und Maßnahmen sei. Inzwischen kommt dieser Patient seit fünf Jahren regelmäßig zur Behandlung. Anfangs waren die Behandlungsintervalle dichter - einmal wöchentlich. Nach sechs Monaten wurden sie auf 14-tägig, nach zwei Jahren auf einmal monatlich verlängert. Die Fußreflexzonentherapie zielte in erster Linie auf den Ausgleich der energetischen Elemente. Gleichzeitig wurde der Patient ermutigt, sich mit Sinnfragen, seiner Lebensführung und seinen Perspektiven auseinanderzusetzen. Seine Gangunsicherheit, sein Schwindel, die Sehstörung und die körperlichen Missempfindungen verbesserten sich leicht. Seit zwei Jahren kommt er meist ohne Gehhilfen in die Praxis. Neue Erkrankungsherde im Kopf sind nicht entstanden.

Neurodermitis und Asthma bei einer 21-Jährigen

Die offene, fröhliche 21-jährige Frau hatte seit 20 Jahren Neurodermitis und seit 18 Jahren Asthma. Besonders die Neurodermitis an den Händen belastete sie. Als sie ihre offenen Hände zeigte, begann sie zu weinen. Der Sichtbefund an den Füßen zeigte eine trockene, feste Bronchial- und Bauchzone. Der Tastbefund bestätigte diesen Eindruck. Zusätzlich waren ihre gesamten Lymphzonen fest und schmerzhaft. Ihr half eine Kombination aus Gesprächstherapie und behutsamer Fußreflexzonentherapie, sich selber annehmen zu können. Nach zwei Jahren regelmäßiger - in der Regel monatlicher - Therapie war die Neurodermitis verschwunden und kein Asthmaanfall mehr aufgetreten. Nur bei besonderen Belastungen kommt sie noch vorsorglich zur Behandlung.

Klumpfüße bei einer 26-Jährigen

Die junge Frau kam zögerlich in die Praxis: die linke Schulter deutlich höher stehend, dicke Schnürschuhe an den Füßen. Die Schuhe mochte sie zunächst gar nicht ausziehen. Die Anamnese ergab, dass sie angeborene Klumpfüße (Pes equinovarus) beidseits hatte und als Säugling operiert worden war. Außerdem hatte sie ständig erhebliche Rückenschmerzen und bereits eine Verkalkung in der linken Schulter. Der Klumpfuß kommt bei Mädchen deutlich seltener als bei Jungen vor. Ein beidseitiger Klumpfuß ist noch seltener. Man konnte deutlich spüren, dass die junge Patientin sich für ihre Füße schämte. Der Sichtbefund ergab multiple Verformungen aller Fußknochen, eine sehr gespannte Achillessehne, die Narbe war dick erhaben und gerötet, rechts alles schlimmer. Die Berührung der Narben war für sie unerträglich. Die Wirbelsäulenzone war generell druckempfindlich und nur minimal beweglich. Durch die »Wirbelschwinge« (→ S. 67) gelang es, Bewegung ins Fußgewölbe zu bekommen. Bei der zweiten Behandlung in der folgenden Woche wirkte die Patientin deutlich gelöster, was sie auch so empfand. Als während der »Wirbelschwinge« die Bewegung verstärkt wurde, gab das Fußgewölbe plötzlich nach. Die Patientin begann zu weinen, nicht vor Schmerz, sondern weil sie sich unvermittelt so instabil fühlte. Die Behandlung wurde mit weichen Ausstreichmassagen der Füße beendet. Während der nächsten vier Jahre kam die junge Frau in unregelmäßigen Abständen zur Behandlung, so wie es für sie richtig und verträglich erschien. Ihre Füße wurden immer beweglicher, die Achillessehnen und die darüber laufenden Narben durften berührt und behandelt werden. Der Rückenschmerz wurde schwächer und nach einem halben Jahr war auch die Verkalkung ihrer Schulter nicht mehr nachweisbar. Die Schulterschmerzen selber traten nur noch vereinzelt auf. Das Selbstbewusstsein der Patientin verbesserte sich enorm, trotz immer wiederkehrender Rückschläge. Irgendwann stand sie dann strahlend in zierlichen, aber bequemen Frauenschuhen da. Nun war klar: Sie hatte ihre Füße angenommen und würde ihren Weg gehen.

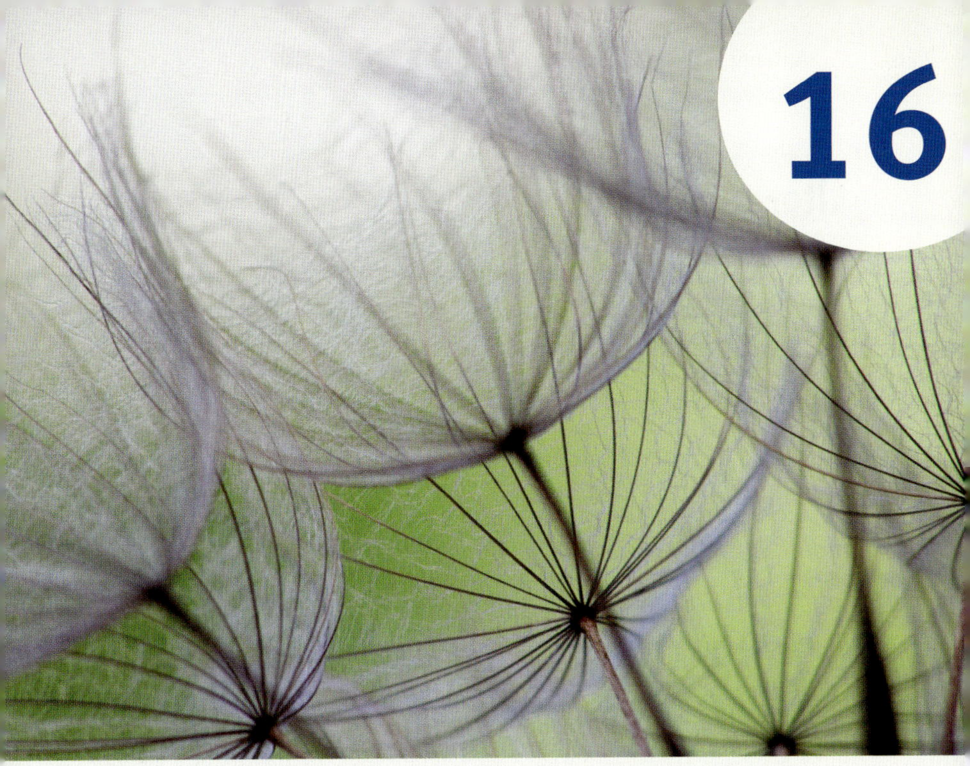

16

Anhang

Literaturverzeichnis 216
Abbildungsverzeichnis 220
Index 221

Literaturverzeichnis

Bergen, Ilona; Witko, Manoù: Das Heilpflanzen-Horoskop. Verlag Bert Schlender, 1986

Bierbach, Elvira; Herzog, Michael: Handbuch Naturheilpraxis. Verlag Urban & Fischer, 2005

Bräutigam, Walter; Christian, Paul; von Rad, Michael: Psychosomatische Medizin - Ein kurzgefasstes Lehrbuch. Thieme Verlag, 6. Aufl. 1997

Broy, Joachim: Die Biochemie nach Dr. Schüßler. Foitzick Verlag, 1993

Broy, Joachim: Die Konstitution - Humorale Diagnostik und Therapie. Foitzick Verlag, 2. Aufl. 1992

Dahlke, Rüdiger: Krankheit als Symbol. Bertelsmann Verlag, 2007

Dahlke, Rüdiger: Lebensprinzipien. Goldmann Verlag, 2011

Dahlke, Rüdiger; Blum, Bruno: Die Kraft der Elemente. Aquamarin-Verlag, 2011

Eligmann, Barbara: INSM - Lexikon der Initiative Neue Soziale Marktwirtschaft. TV-Moderatorin erklärt Wirtschaft. http://www.insm-lexikon.de

Essig, Ute: Was Fingernägel so alles verraten. Apotheken Umschau 2008; 11: 48-49

Fischer, Marc: »Schritt für Schritt« zu einem starken Rücken. Aktivierte Reflexpunkte in den Fußsohlen besiegen den Rückenschmerz. Therapie Spezial, 2000, S. 8-9

Fitzgerald, William H.; Bowers, Edwin F.: Zone Therapy or Relieving Pain at Home. Kessinger Pub. Co, Whitefish, 2007

Fitzgerald, William H.; Bowers, Edwin F.: Zone therapy. Verlag Health Research, Mokelumne Hill, 1917

Fußreflexzonen-Therapie zeigt messbare klinische Effekte. Der Bayerische Heilpraktiker, Dez. 2005 Quelle: Ärztezeitung

Grinberg, Avi: Fuß-Diagnose. Die Füße - Spiegel der Seele. Verlag Goldmann, 1996

Gutermann, Christian: www.e-bis.de, Publisher LTD, 1997-2011

Haas, Hans: Parabeln der Kräutermedizin. Innovations-Verlag, 1989

Hemm, Werner; Mair, Stefan: Die praktische Biochemie nach Dr. Schüssler. Foitzick Verlag, 2. Aufl. 2009

Hempen, Carl-Hermann: dtv-Atlas zur Akupunktur - Tafeln und Texte. Deutscher Taschenbuch Verlag, 1995

Ingham, Eunice D.: Geschichten, die die Füße erzählen. Die Originalmethode - Schritte zur besseren Gesundheit - Druckmassage. Drei Eichen Verlag, 2002

Karl, Josef: Neue Therapiekonzepte für die Praxis der Naturheilkunde. Pflaum Verlag, 1995

Karl, Josef: Phytotherapie. Verlag Tibor Marczell, 3. Aufl. 1978

Karl, Josef: Therapiekonzepte für Naturheilkunde. Verlag Tibor Marczell, 2. Aufl. 1983

Klein, Nicolaus; Dahlke, Rüdiger: Das senkrechte Weltbild - Symbolisches Denken in astrologischen Urprinzipien. Verlag Heinrich Hugendubel, 2. Aufl. 1988

Künkele, Ute; Lohmeyer, Till R.: Heilpflanzen & Kräuter. Verlag Parragon Books Ltd. UK, ohne Jahresangabe

Kunz, Barbara und Kevin: Durch die Füße heilen. Anleitungen zur Reflexzonen-Therapie. Franz Ehrenwirth Verlag, 1984

Lievegoed, Bernhard: Lebenskrisen - Lebenschancen. Die Entwicklung des Menschen zwischen Kindheit und Alter. Kösel, 1979

Lowen, Alexander: Körperausdruck und Persönlichkeit. Grundlagen und Praxis der Bioenergetik. Goldmann Verlag, 1999

Mandel, Peter: Praktisches Handbuch der Farbpunktur. Energetik Verlag, 1986

Marbach, Eva: Schüßler-Salze - Hausapotheke. Verlag Eva Marbach, 2009

Marquardt, Hanne: Praktisches Lehrbuch der Reflexzonentherapie am Fuß. Hippokrates Verlag, 6. Aufl. 2005

Marquardt, Hanne: Reflexzonenarbeit am Fuß. Haug Verlag, 21. Aufl. 2007

Müller, Manfred: Das Gesicht als Spiegel der Gesundheit. Ratgeber Ehrenwirth, 2003

Mur, E.; Schmidseder, J.; Egger, I.; Bodner, G.; Eibl, G.; Hartig, F.; Pfeiffer, K.P.; Herold, M.: Forschende Komplementärmedizin und Klassische Naturheilkunde 2001; 8: 86-89

Pschyrembel, Klinisches Wörterbuch. Walter de Gruyter, 261. Aufl. 2007

Psychologie heute, Fußreflexzonenmasse von JZ, Juli 2001, S. 61

Räke, Martina: Schüßler-Salze - Spuren im Gesicht. Pflaum Verlag, 2004

Reglin, F.: Nagelveränderungen als Symptom innerer Erkrankungen. Heilpraxismagazin 1991, 7: 4-16

Renz-Polster, Herbert; Krautzig, Steffen; Braun, Jörg: Basislehrbuch Innere Medizin. Verlag Urban & Fischer, 2000

Rieger, Berndt: Psychologische Schüßler-Salz-Therapie. Jungjohann Verlag, 2004

Rippe, Olaf; Madejsky, Margret; Amann, Max; Ochsner, Patricia; Rätsch, Christian: Paracelsusmedizin - Altes Wissen in der Heilkunst von heute. AT Verlag, 3. Aufl. 2004

Roche Lexikon Medizin. Urban & Fischer, 5. Aufl. 2003

Saint-Pierre, Gaston; D`Arcy Thompson, Barbara: Die Kernprinzipien der Metamorphischen Methode. Ryvellus Verlag, 6. Aufl. 2007

Samel, Gerti, Krähmer, Barbara: Die heilende Energie der ätherischen Öle. Südwest-Verlag, 3. Aufl. 2005

Schlutt, Uwe: Humoral-Pathologie. Vortrag Heilpraktikerkongress Karlsruhe, 2004

Springefeld, Karin: Schüssler-Salze, Anwendung und Wirkung. Bombastus-Werke AG, Braunshardt, Juli 2000

St. John, Robert: Metamorphose - Die pränatale Therapie. Synthesis Verlag, 1984

Stephenson, N.L.; Swanson, M.; Dalton, J.; Keefe, F.J.; Engelke, M.: Partner-delivered reflexology: effects on cancer pain and anxiety. Oncol Nurs Forum. 2007 Jan; 34(1): 127-32

Storl, Wolf-Dieter: Pflanzen der Kelten - Heilkunde, Pflanzenzauber, Baumkalender. VT Verlag, 2. Aufl. 2001

Abbildungsverzeichnis

Zeichnungen:
Vorlagen von Margarete Hermanns, Umsetzung durch Prinz 5 GmbH, Augsburg

Fotos:
Margarete Hermanns, bearbeitet durch Prinz 5 GmbH, Augsburg.

Kapitelöffner:

Kap. 2	© Vladimir Semenov - Fotolia.com
Kap. 3	© artjazz - Fotolia.com
Kap. 4	© silver john - Fotolia.com
Kap. 5	© Anette Linnea Rasmus - Fotolia.com
Kap. 6	© Iakov Kalinin - Fotolia.com
Kap. 7	© Barmaliejus - Fotolia.com
Kap. 8	© Daniel Schoenen - Photocase.com
Kap. 9	© Giorgio Clementi - Fotolia.com
Kap. 10	© Uschi Hering - Fotolia.com
Kap. 11	© nazmoo - Fotolia.com
Kap. 12	© PhotoBizz - Fotolia.com
Kap. 13	© zorani - iStockphoto.com
Kap. 14	© joda - Fotolia.com
Kap. 15	© mirpic - Fotolia.com
Kap. 16	© Anette Linnea Rasmus - Fotolia.com

Index

A

Akupunktur 198

B

Beschwerden, klimakterische 187

Biochemie 106, 122, 134, 151

Blasenerkrankung 183, 188, 211

Bluthochdruck 183

C

Chiu Chan Fußmeridian-massage 196

Choleriker 192

E

Eigenbehandlung 47

Element
- Fuß 95
- Lebensphase 177
- Zehe 168

Erste-Hilfe-Griff 58

F

Farbpunktur 192

Fitzgerald, Körperzonen 19

Fuß
- ausgewogener 166
- Bedeutung, seitenspezifische 60
- erddominanter 103
- feuerdominanter 132
- luftdominanter 149
- wasserdominanter 120

Fußausstreichung, Grifftechnik 91

G

Grifftechnik
- Erste-Hilfe-Griff 58
- Fußausstreichung 91
- Knöchelhaken 81
- Kreisen der Großzehen 60
- Lockerungsgriff 62
- Lungenpresse 69
- Raupengang 56
- Wirbelschwinge 67

H

Hämorrhoiden 186

Hautkrankheiten 186

Hermanns, Körperzonen 20

Herzerkrankung 187

J

John, Pränataltherapie 176

K

Knöchelhaken, Grifftechnik 81

Konstitutionstyp 37

Kopfschmerz 187

Körperzone 19

Kreisen der Großzehen, Grifftechnik 60

L

Lebensführung 109, 125, 137, 155

Lockerungsgriff, Grifftechnik 62

Lungenpresse, Grifftechnik 69

M

Mandel, Farbpunktur 192

Melancholiker 192

Meridian 194

N

Nagelpilz 173

Neurodermitis 213

Nierenerkrankung 188

P

Phlegmatiker 192

Phytotherapie 109, 124, 136, 154

Pränataltherapie 176

R

Raupengang, Grifftechnik 56

Reflexzone 64

S

Sanguiniker 192

Schüßler, Biochemie 106

Sedierung 57

Sympathikotoniker 37

T

Temperament 192

Therapie, Pränatale 177

Tonisierung 57

V

Vagotoniker 37

Venenentzündung 190

W

Wirbelsäulenbeschwerden 190

Wirbelschwinge, Grifftechnik 67

Z

Zehe, Element 168

Zehennagel, Veränderung 171